实验诊断临床应用

主编　尹伯姝　等

U0304419

吉林科学技术出版社

图书在版编目（ＣＩＰ）数据

实验诊断临床应用 / 尹伯姝等主编. -- 长春 ：吉
林科学技术出版社，2021.8
ISBN 978-7-5578-8231-0

Ⅰ．①实⋯ Ⅱ．①尹⋯ Ⅲ．①实验室诊断 Ⅳ.
①R446

中国版本图书馆CIP数据核字(2021)第116864号

实验诊断临床应用

主　　编	尹伯姝　等
出 版 人	宛　霞
责任编辑	许晶刚
助理编辑	陈绘新
封面设计	德扬图书
制　　版	济南新广达图文快印有限公司
幅面尺寸	185mm×260mm
字　　数	144 千字
印　　张	6
印　　数	1-1500 册
版　　次	2021年8月第1版
印　　次	2022年5月第2次印刷

出　　版	吉林科学技术出版社
发　　行	吉林科学技术出版社
地　　址	长春市净月区福祉大路5788号
邮　　编	130118
发行部电话/传真	0431-81629529 81629530 81629531
	81629532 81629533 81629534
储运部电话	0431-86059116
编辑部电话	0431-81629518
印　　刷	保定市铭泰达印刷有限公司

书　　号	ISBN 978-7-5578-8231-0
定　　价	50.00元

编 委 会

前　言

　　医学检验学主要是通过现代实验室技术，利用检测仪器为疾病诊断、疗效评价及预后判断提供全面、快速、准确的实验室数据，是临床诊断不可缺少的一部分，并且在现代医学中的地位和作用日益显著。作为诊断疾病的重要依据，诸多先进技术正逐步应用于医学检验。

　　由于医学检验发展迅速，使其分工越来越精细，各种新技术、新设备不断问世，有些检验只有高素质的专业人才才能完成。随着科技经济的快速发展和人们对健康的日益重视，检验相关专业人员应把握机遇，了解并掌握医学检验相关学科的前沿理论和技术。作为检验科的医务人员，在掌握基础医学、临床医学、医学检验、实验诊断等方面的基本理论知识和实验操作能力的基础之上，还需不断学习，吸取最先进的技术与理念，并合理地运用于临床。为了更好地了解医学检验技术的发展，并且更好的将其应用于临床，提高临床诊断率，本编委会组织了在临床检验医学方面具有丰富经验的医务人员认真编写了此书。

　　本书共分为三章，包括：血液学检验、微生物检验以及免疫学检验。

　　内容详细介绍了相关检验技术、操作方法、结果参考、检验的临床意义以及部分疾病相关检验的临床诊断等，以强调本书的临床实用性，希望能为广大医学检验人员起到一定的参考借鉴用途。

　　为了进一步提高临床检验人员的水平，本编委会人员在多年临床检验的经验基础上，参考诸多书籍资料，认真编写了此书，望谨以此书为广大临床检验人员提供微薄帮助。

　　本书在编写过程中，借鉴了诸多医学检验相关临床书籍与资料文献，在此表示衷心的感谢。由于本编委会人员均身负繁重的临床检验工作，加上编写时间仓促，故书中难免有错误及不足之处，恳请广大读者批评指正，以便更好地总结经验，从而达到共同进步、提高临床医学检验与诊断水平的目的。

《实验诊断临床应用》编委会

2021 年 8 月

目　　录

第一章 血液学检验

第一节 铁代谢障碍性贫血

一、概述

（一）铁代谢

铁是人体必需的营养素，在人体氧化代谢、细胞生长与增殖、氧的运输和储存中均有重要作用。铁是人体合成血红蛋白的原料，也是肌红蛋白、细胞呼吸酶（如细胞色素酶、过氧化物酶和过氧化氢酶）的组成成分，是正常人体生理活动不可缺少的物质。当铁缺乏时，除导致缺铁性贫血外，还将影响细胞和组织的氧化还原功能，造成人体多方面的功能紊乱。正常人机体铁代谢见图1-1。

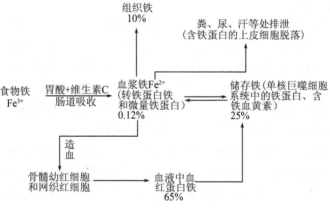

图 1-1 铁代谢示意图

1. 铁的分布 铁是人体必需微量元素中含量最多的一种，总量为 3～5 g。人体内几乎所有组织都含有铁（表1-1），其中肝、脾含量最为丰富。体内铁 60%～75% 存在于血红蛋白中，4% 在肌红蛋白，1% 存在于含铁酶类，以上铁存在形式又称为功能性铁，其余 31% 为储存铁。呈运输状态的铁仅占全身铁的极小部分，多余的铁以铁蛋白和含铁血黄素的形式储存于肝、脾、骨髓和肠黏膜等处，储存铁的多少因人而异。

表 1-1 正常人体内铁的分布

铁存在部位	铁含量/mg	约占全身铁的比例/(%)
血红蛋白	2000	62.1
储存铁（铁蛋白及含铁血黄素）	1000(男)400(女)	31.0
肌红蛋白	130	4.0
易变池铁	80	2.5
组织铁	8	0.3
转运铁	4	0.1
合计	3222(男)2622(女)	100.0

2. 铁的来源 体内铁的来源有两条途径：一是食物中的铁；二是衰老红细胞破坏释放出

— 1 —

的血红蛋白铁。后者可被机体储存利用,再次合成血红蛋白,因此很少丢失。

(1)外源性铁:含铁量较高的食物有海带、紫菜、木耳、香菇、动物肝等,而乳类、瓜果含铁量较低,用铁制炊具烹调食物可使食物中铁的含量明显增加,食物中铁的吸收量因人体对铁的需求而异。如瘦肉、肝脏、鱼类中的铁的吸收率在 $10\% \sim 20\%$,而面粉、大米、玉米等食物中铁的吸收率只有 $1\% \sim 3\%$,大豆中铁含量高,吸收率也较高。

(2)内源性铁:体内红细胞衰老破坏时释放出的铁经处理后作为铁的来源被再利用,每 24 h 约有 6.3 g 血红蛋白被氧化为高铁血红蛋白,随后血红素与珠蛋白解离,并释放出约 21 mg 的铁,其中大部分与运铁蛋白相结合,继而被机体再次利用。

3. 铁的吸收 摄入的食物铁在胃内,经胃酸的消化作用,溶解、离子化并由高铁状态还原成为亚铁状态,从而有利于铁的吸收。铁吸收的部位主要在十二指肠及小肠上段 1/4 处,吸收量主要取决于体内铁的储存量及红细胞的生成速度。健康人从一般膳食中能吸收所有铁的 $5\% \sim 10\%$,而缺铁者吸收量约占 20%。不同身体状况的人群对铁的吸收量不同,如健康成年男性及无月经的妇女,每天需吸收铁 0.5~1 mg,婴儿 0.5~1.5 mg,月经期的妇女 1~2 mg,孕妇 2~5 mg。此外,身体内铁的储存量、食物中铁的存在形式、药物及胃酸的分泌等因素都会影响机体对铁的吸收。

4. 铁的转运和利用 吸收入血的亚铁被氧化成高铁之后,Fe^{3+} 与血浆中转铁蛋白结合并被运送至利用和储存场所。每分子转铁蛋白可结合 2 个 Fe^{3+}。幼红细胞和网织红细胞膜上有丰富的转铁蛋白受体,与转铁蛋白结合形成受体-转铁蛋白复合物,通过胞饮作用进入胞质,复合物在胞质中释放铁,转铁蛋白则返回细胞表面,再回到血浆中。当红细胞衰老死亡时,即被肝、脾和骨髓内的巨噬细胞吞噬并破坏,血红蛋白首先被氧化成高铁血红蛋白,而后血红素与珠蛋白分解,释放出的铁 80% 以上可被重新利用。

5. 铁的储存和排泄 铁主要储存在肝、脾和骨髓中,储存的形式主要为铁蛋白和含铁血黄素。铁蛋白的形状近似球形,包括两部分:一是不含铁的蛋白质外壳,称去铁蛋白;另一部分为中心腔,含铁多少不一,核心最多可容纳约 4500 个铁原子,具有很大的储铁能力。含铁血黄素是铁蛋白脱去部分蛋白质外壳后的聚合体,是铁蛋白变性的产物,但比铁蛋白中的铁更难以动员和利用。由于含铁血黄素存在于幼红细胞外,位于巨噬细胞等多种细胞内,因此称之为细胞外铁。幼红细胞内存在的细颗粒铁蛋白聚合体,称为细胞内铁,这种幼红细胞称为铁粒幼红细胞。在铁代谢平衡时,储存铁很少动用,缺铁时首先储存铁被消耗,通过转铁蛋白的运输而动用,由此可足够合成全身 1/3 的血红蛋白。当储存铁耗尽而继续缺铁时才出现贫血。

正常人铁的排泄量很少,通常通过胆汁、尿液、皮肤及胃肠道脱落细胞排出体外,每日大约丢失 1 mg,相应需要补充与丢失等量的铁。成年男性平均每天排泄约 1 mg;成年女性由于月经、妊娠、哺乳等原因,平均每天排泄约 2 mg;当机体内铁负荷过多时,每日可排出 4 mg 铁。

(二)铁代谢检验

1. 血清铁测定

(1)原理:血清铁以 Fe^{3+} 形式与转铁蛋白(transferrin,Tf)结合而存在,降低介质 pH 或加入还原剂(如抗坏血酸、羟胺盐酸盐等)能将 Fe^{3+} 还原为 Fe^{2+},使转铁蛋白对铁离子的亲和力下降而解离,解离出的 Fe^{2+} 与显色剂(如亚铁嗪、三吡啶基三嗪等)反应生成有色配合物,同时做标准对照,计算血清铁的含量。

（2）参考区间：成年男性 11～30 μmol/L；成年女性 9～27 μmol/L。

（3）临床意义：

①降低：常见于缺铁性贫血、慢性长期失血、恶性肿瘤、感染等。其中慢性长期失血占缺铁原因的首位，如月经过多、消化道失血、钩虫病、反复鼻衄、痔疮出血等；

②升高：见于红细胞破坏增多，如溶血性贫血、红细胞的再生或成熟障碍，如再生障碍性贫血、巨幼细胞贫血。

2. 血清总铁结合力及转铁蛋白饱和度测定

（1）实验原理：血清铁与 Tf 结合进行转运，健康人血浆中的转铁蛋白仅约 1/3 与铁结合。总铁结合力是指血清（浆）中转铁蛋白能与铁结合的总量，实际上是反映血浆转铁蛋白的水平。先在标本中加入过量的铁，使血清（浆）中 Tf 完全被铁饱和，再加入碳酸镁吸附未结合的铁，以测定血清铁的方法测定结合铁的总量，即总铁结合力（total iron binding capacity，TIBC）。血清铁占总铁结合力的百分比为转铁蛋白饱和度（transferrin saturation，TS）。

（2）参考区间：TIBC：男性 50～77 μmol/L；女性 54～77 μmol/L。TS：20%～55%。

（3）临床意义

1）TIBC：①升高见于缺铁性贫血、红细胞增多症、急性肝炎等；②降低见于肝硬化、血色病、恶性肿瘤、溶血性贫血、慢性感染、肾病综合征、尿毒症等。

2）TS：①升高见于铁利用障碍，如铁粒幼细胞贫血、再生障碍性贫血；铁负荷过重，如血色病；②降低见于缺铁或缺铁性贫血、慢性感染性贫血。

综合分析血清铁、总铁结合力及转铁蛋白饱和度三项参数，对鉴别缺铁性贫血、继发性贫血和其他增生性贫血有重要价值。

3. 血清转铁蛋白测定

（1）实验原理：血清转铁蛋白测定采用免疫散射比浊法，利用抗人转铁蛋白血清与待检测的转铁蛋白结合形成抗原抗体复合物，其光吸收和散射浊度增加，与标准曲线比较，可计算转铁蛋白含量。

（2）参考区间：免疫比浊法 28.6～51.9 μmol/L。

（3）临床意义：升高见于缺铁性贫血和妊娠。降低常见于肾病综合征、肝硬化、恶性肿瘤、炎症等。

4. 血清铁蛋白测定

（1）实验原理：血清铁蛋白（serum ferritin，SF）的检测常采用固相放射免疫法。将血清铁蛋白（待测抗原）和 ^{125}I 标记铁蛋白（标记抗原）与限量的抗铁蛋白抗体混合温育，使待测抗原与标记抗原竞争结合抗体，除去过量的未结合的同位素标记抗原，利用第二抗体和聚乙二醇（PEG）分离抗原抗体结合物，测定其放射性，对照所得竞争抑制曲线，即可查出待测血清铁蛋白浓度。

（2）参考区间：成年男性 15～200 μg/L；成年女性 12～150 μg/L。

（3）临床意义：血清铁蛋白含量能准确反映体内储铁情况，与骨髓铁染色结果有良好的相关性。血清铁蛋白减少是诊断缺铁性贫血敏感方法之一。

1）升高：①体内储存铁增加，如血色病、频繁输血；②铁蛋白合成增加，如感染、恶性肿瘤；③组织内铁蛋白释放增加，如肝脏疾病。

2）降低：常见于缺铁性贫血（IDA）早期、失血、营养缺乏和慢性贫血等。

5.血清可溶性转铁蛋白受体测定

(1)实验原理:血清可溶性转铁蛋白受体(soluble transferrin receptor,sTfR)测定一般采用酶联免疫双抗体夹心法。包被血清转铁蛋白受体特异的多克隆抗体,与血清中转铁蛋白受体反应,形成抗原抗体复合物,再加入酶标记的对转铁蛋白受体具有特异性的多克隆抗体,使之与抗原抗体复合物特异性结合,洗去未与酶标记的多克隆抗体结合的部分,加入底物和显色剂,其颜色深浅与转铁蛋白受体的量成正比。

(2)参考区间:12.5~26.5 μmol/L,不同方法可有不同参考区间,各实验室应根据试剂说明书上的参考值进行判断。

(3)临床意义:sTfR 可用于观察骨髓增生状况和治疗反应。如肿瘤化疗后骨髓受抑制和恢复情况,骨髓移植后的骨髓重建情况及用促红细胞生成素(EPO)治疗各类贫血过程中的疗效观察和剂量调整等。

①升高:常见于缺铁性贫血和溶血性贫血。sTfR>8 mg/L 可作为缺铁性红细胞生成的指标,对缺铁性贫血和慢性炎症的小细胞性贫血有鉴别价值;

②降低:见于再生障碍性贫血、慢性病贫血、肾衰竭等。

二、缺铁性贫血

(一)概述

缺铁性贫血(iron deficiency anemia,IDA)是各种原因引起机体对铁的需求和供给失衡,导致体内储存铁消耗殆尽,使合成血红蛋白的铁不足而发生小细胞低色素性贫血。根据病情的发展,缺铁可分为储存铁缺乏(iron depletion,ID)、缺铁性红细胞生成(iron depletion erythropoiesis,IDE)和缺铁性贫血三个阶段。缺铁性贫血是世界范围内的常见病,发病人数占全世界人口的 10%~20%,占各类贫血的 50%~80%,尤其在发展中国家多见,其好发人群为育龄期妇女、婴幼儿和儿童。

本病发生没有明显的季节性,治愈率为 80%。缺铁性贫血的原因:①铁的需要量增加和摄入不足,如婴幼儿、青春期、妊娠期和哺乳期妇女对铁的需求增大,营养不良、偏食的人群对铁的摄入不足;②铁的吸收不良,如胃酸缺乏、胃大部切除、萎缩性胃炎及其他胃肠道疾患等;③失血过多,如消化道出血、月经过多和慢性血管内溶血等。上述原因均会影响血红蛋白和红细胞生成而发生贫血。

缺铁性贫血常见的症状为面色苍白、乏力、头晕、头痛、心悸、气短、眼花、耳鸣、食欲减退和腹胀等;儿童表现为发育迟缓、体力下降、智商低、注意力不集中、烦躁、易怒和异食癖等。还可出现缺铁的特殊表现和其基础疾病的临床表现,如口角炎、舌炎,皮肤干燥、黏膜苍白,头发易折与脱落,指甲扁平、无光泽,重者呈反甲等体征。患者的免疫功能也会受到影响,导致免疫功能障碍和免疫调节紊乱。

(二)实验室检查

1.血象 轻度贫血时红细胞数量可在正常参考区间,血红蛋白含量可降低,红细胞形态改变不明显,出现大小不均、红细胞分布宽度(RDW)增加。典型的缺铁性贫血呈明显的小细胞低色素性贫血,MCV<80 fL、MCH<26 pg、MCHC<0.31 g/L。血涂片中红细胞大小不等,以小细胞为主,其中心淡染区扩大,甚至呈环形,染色变浅。可出现异形红细胞,如椭圆形红细胞、靶形红细胞。网织红细胞多正常或轻度增加,白细胞和血小板计数一般正常,慢性失

血时血小板可增多,寄生虫感染引起的缺铁性贫血,嗜酸性粒细胞可增多。

2.骨髓象 骨髓有核细胞增生活跃或明显活跃,红系增生为主,以中、晚幼红居多,粒/红比值减小。各阶段幼红细胞体积较正常偏小,胞质少而着色偏蓝,边缘不整,呈破布状或锯齿状,此为血红蛋白充盈不足的表现。细胞核小而致密、深染,结构不清,出现核质发育不平衡,表现为"老核幼质"。成熟红细胞的形态表现与外周血一致。粒细胞系比值相对减少,各阶段比例及细胞形态大致正常,因寄生虫感染引起的缺铁性贫血,可见各阶段嗜酸性粒细胞增多。淋巴、单核和巨核细胞正常。

3.铁代谢检查 骨髓涂片铁染色为诊断缺铁性贫血的一种可靠而直接的方法。常表现为细胞外铁消失,铁粒幼红细胞明显减低,铁颗粒数量减少,颗粒变小,染色变浅。血清铁、血清铁蛋白、转铁蛋白饱和度均明显降低,血清总铁结合力、可溶性转铁蛋白受体和红细胞游离原卟啉均升高。

(三)诊断与鉴别诊断

1.国内诊断标准 符合第(1)条和(2)～(9)条中任何两条以上者即可诊断。

(1)小细胞低色素性贫血:男性 Hb<120 g/L,女性 Hb<110 g/L,孕妇 Hb<100 g/L;MCV<80 fL,MCH<26 pg,MCHC<0.31 g/L;红细胞形态可有明显低色素表现;

(2)有相应的缺铁病因和临床表现;

(3)血清(血浆)铁<8.95 μmol/L(50 μg/dL),总铁结合力>64.44 μmol/L(360 μg/dL);

(4)转铁蛋白饱和度<0.15;

(5)骨髓铁染色,细胞外铁阴性,细胞内铁含铁粒幼红细胞<15%;

(6)红细胞游离原卟啉(FEP)>0.9 μmol/L(全血),或血液锌原卟啉(ZPP)>0.96 μmol/L(全血),或 FEP/Hb>4.5 μg/gHb;

(7)血清铁蛋白<12 μg/L;

(8)血清可溶性转铁蛋白受体(sTfR)浓度>26.5 nmol/L(2.25 mg/L);

(9)铁剂治疗有效。

2.国外诊断标准 患者为低色素性贫血,伴有缺铁因素,且符合下述铁代谢指标中的任何 3 项者即可诊断为缺铁性贫血。

(1)血清铁<8.95 μmol/L(50μg/dL);

(2)转铁蛋白饱和度<0.15;

(3)血清铁蛋白<12 μg/L;

(4)红细胞游离原卟啉(FEP)>1.26 μmol/L(50 μg/dL);

(5)血清可溶性转铁蛋白受体(sTfR)浓度>2.2 mg/L;

(6)RDW≥0.14,MCV≤80 fL。

3.鉴别诊断 缺铁性贫血需要与其他小细胞性贫血相鉴别,如珠蛋白生成障碍性贫血、慢性系统性疾病贫血、铁粒幼细胞贫血等。

(1)珠蛋白生成障碍性贫血:常伴有家族史,血涂片中可见较多靶形红细胞,血红蛋白电泳中可见胎儿血红蛋白(HbF)或血红蛋白 A$_2$(HbA$_2$)增加。患者血清铁及转铁蛋白饱和度、骨髓可染铁均增多。

(2)慢性系统性疾病贫血:多为正细胞正色素性或者小细胞正色素性贫血。血清铁虽然降低,但总铁结合力不会增加或降低,故转铁蛋白饱和度正常或稍增加,血清铁蛋白常有增高,骨髓中铁粒幼红细胞数量减少,巨噬细胞内铁粒及含铁血黄素颗粒明显增多。

(3)铁粒幼细胞贫血:临床上不多见,多发于老年人。主要病因并非缺铁而是铁利用障碍,常为小细胞正色素性贫血,血清铁增高而总铁结合力正常,故转铁蛋白饱和度增高,髓中铁颗粒及铁粒幼红细胞明显增多,可见到较多环状铁粒幼红细胞,血清铁蛋白的水平也增高。

三、铁粒幼细胞贫血

(一)概述

铁粒幼细胞贫血(sideroblastic anemia,SA)是多种原因引起铁的利用不良、血红素合成障碍而引起的血红蛋白合成不足和无效造血的一类贫血。铁利用不良、血红素合成障碍和红细胞无效生成是本病发病的主要环节。与血红素合成有关的各种酶和辅酶的缺乏、活性减低和活性受阻为本病的发病机理。任何原因影响这些酶的活性均可导致铁利用不良和血红素合成障碍。由于血红素合成障碍,铁不能与原卟啉螯合,积聚在线粒体内而导致利用障碍,储存过量,红细胞内线粒体形态和功能受损,使红细胞过量破坏即无效生成。由于线粒体在幼红细胞内围绕核排列,故经铁染色可形成环形铁粒幼红细胞。过量的铁可损坏线粒体或细胞内的微细结构和功能,使红细胞过早破坏。本病特征为:①高铁血症,大量铁沉积于单核-巨噬细胞和各器官实质细胞内;②铁动力学显示:红细胞无效生成,呈低色素性贫血;③骨髓红系增生,细胞内、外铁明显增加,并伴随大量环形铁粒幼红细胞。

本病分为获得性和遗传性贫血,获得性贫血又分为原发性和继发性。原发性患者多于50岁以上发病。继发性病例多见于使用异烟肼、氯霉素及抗癌药时间过长后发病,亦可见于肿瘤及骨髓增生性疾病。遗传性病例多发生于青少年和有家族史者,并以男性多见。本病主要的临床表现为进行性贫血,发病缓慢。患者常有皮肤苍白(部分患者皮肤呈暗黑色),乏力,活动后心悸、气促等表现。肝、脾轻度肿大,后期发生血色病(即含铁血黄素沉积症)时肝、脾肿大显著并可出现心、肾、肝、肺功能不全,少数可发生糖尿病。

(二)实验室检查

1.血象 贫血可轻可重,血涂片上细胞大小正常或偏大,部分为低色素性或正色素性,呈低色素和正色素两种红细胞并存的"双形性"是本病的特征之一。亦可出现红细胞大小不均、以小细胞低色素为主。可见异形红细胞、碎片红细胞、靶形红细胞或有核红细胞等。嗜碱性点彩红细胞可增多(尤其是继发于铅中毒者),网织红细胞正常或轻度增高,白细胞和血小板正常或减低。

2.骨髓象 骨髓有核细胞增生活跃,红细胞系增生明显活跃,以中幼红为主,幼红细胞形态异常,可伴巨幼样改变,出现双核、核固缩,胞质呈泡沫状伴空泡形成。粒系细胞相对减少,原发性患者可见粒系的病态造血。巨核细胞一般正常。骨髓铁染色显示细胞外铁增加,铁粒幼红细胞明显增加,颗粒增加变粗。幼红细胞铁颗粒在5个以上,围绕并靠近核排列成环形或半环形(绕核1/2以上),称为环形铁粒幼红细胞。此类细胞常占幼红细胞的15%以上,为本病特征和重要诊断依据。

3.铁代谢检查 铁代谢检查的各项结果与缺铁性贫血明显不同,血清铁、血清铁蛋白、转铁蛋白饱和度均明显增加,转铁蛋白饱和度甚至达到饱和;血清总铁结合力正常或减低;红细胞游离原卟啉常增高。

（三）诊断与鉴别诊断

1.诊断 铁粒幼细胞贫血的诊断依据是：小细胞低色素或呈双相性贫血，骨髓红系明显增生，细胞内铁和外铁明显增加，并伴有大量环形铁粒幼红细胞出现，血清铁、铁蛋白、转铁蛋白饱和度增加，总铁结合力降低。在作出铁粒幼细胞贫血的诊断后，还需结合患者的病史和临床表现区分其临床类型。

（1）遗传性铁粒幼细胞贫血：男性多见，常伴家族史。多为不完全 X 染色体性连锁隐性遗传，一般为男性患病，通过女性遗传，极个别为常染色体隐性遗传。患者呈小细胞低色素性贫血，晚期患者可出现血色病表现。

（2）原发性铁粒幼细胞贫血：本病为干细胞克隆性疾病，多见于中老年患者，男女均可发病。除贫血外，实验室检查还可见三系病态造血。现已将此病归入骨髓增生异常综合征（MDS），命名为难治性贫血伴环形铁粒幼细胞增多（MDS-RAS）。

（3）继发性铁粒幼细胞贫血：常有原发病表现，或者曾有药物或毒物接触史。铁粒幼红细胞大于 10％即可诊断。

2.鉴别诊断 本病需与缺铁性贫血、珠蛋白生成障碍性贫血、慢性感染性贫血等小细胞低色素性贫血进行鉴别。

第二节 DNA 合成障碍性贫血

一、概述

DNA 合成障碍性贫血是指由于不同原因导致的 DNA 合成障碍所引起的一类贫血。发生此类贫血最常见的原因为维生素 B_{12} 和（或）叶酸的缺乏。此类贫血的共同特点为外周血红细胞平均体积、平均血红蛋白含量增高，骨髓中出现巨幼细胞，并且此类细胞出现质核发育不平衡的表现，即细胞核的发育落后于细胞质。

（一）维生素 B_{12} 和叶酸的代谢

1.维生素 B_{12} 维生素 B_{12}（vitamine B_{12}）是一种含钴的结构复杂的红色化合物，又名钴胺素或氰钴胺，由咕啉环、钴原子和一个核苷酸组成，为水溶性 B 族维生素，耐热而不耐酸、碱。人类血浆中钴胺的主要形式是甲基钴胺。

人体的维生素 B_{12} 主要来自动物制品，食物中的肝、肾、肉类、禽蛋、乳类和海洋生物等维生素 B_{12} 含量丰富，而蔬菜中含量极少。成人每天维生素 B_{12} 的需要量为 2～5 μg，人体内维生素 B_{12} 的储存量为 4～5 mg，可供机体 3～5 年的需要。虽然维生素 B_{12} 每天从尿中排泄 0～0.25 μg，泪液、唾液、乳汁及胆汁也有少量排出，但随胆汁排入肠腔的维生素 B_{12} 约 90％可被重吸收，因此除非绝对的素食者或维生素 B_{12} 吸收障碍，一般不易产生缺乏。一般情况下，健康成年人每天的食物中应含维生素 B_{12} 5～30 μg（仅能吸收 1～5 μg），而在身体的特殊时期，如青春期、妊娠及甲状腺功能亢进的高代谢状态时，维生素 B_{12} 的需要量会增加。

维生素 B_{12} 被摄入后，通过一系列的过程被吸收：食物蛋白进入胃内，在酸性环境中被解离而释放出维生素 B_{12}，后者游离后与壁细胞及涎细胞所分泌的 R 蛋白结合，形成维生素 B_{12}-R 蛋白复合物进入小肠上段，在小肠碱性环境中，该复合物被胰酶溶解，使维生素 B_{12} 游离，并与壁细胞分泌的内因子（intrinsic factor，IF）结合。维生素 B_{12}-IF 复合物运行至回肠末端后，与黏膜上皮细胞的受体结合,使维生素 B_{12} 游离而被吸收入血液。进入血液后,维生素 B_{12} 与转钴蛋白 II（TC II）结合而转运到其他组织中,其中一半储存于肝细胞中。影响维生素 B_{12} 吸收和转运的因素主要是摄入减少、吸收障碍和酶缺乏。

（1）摄入减少：人体内维生素 B_{12} 的储存量为 $4\sim5mg$。每天的需要量仅为 $2\sim5\ \mu g$。正常时,每天有 $5\sim10\ \mu g$ 的维生素 B_{12} 随胆汁进入肠腔,胃壁分泌的内因子足够帮助重吸收胆汁中的维生素 B_{12}。故素食者一般多年才会发展为维生素 B_{12} 缺乏。老年人和胃切除患者胃酸分泌减少,常会伴有维生素 B_{12} 缺乏,由于有胆汁中维生素 B_{12} 的再吸收（肠肝循环）,这类患者也和素食者一样,需多年后才出现维生素 B_{12} 缺乏的临床表现。故一般由于膳食中维生素 B_{12} 摄入不足而致巨幼细胞贫血者较为少见。

（2）吸收障碍：

1）内因子缺乏：主要见于萎缩性胃炎、全胃切除术后和恶性贫血患者。内因子是由胃底黏膜壁细胞分泌的一种糖蛋白,耐碱不耐热,与维生素 B_{12} 结合后不易被蛋白酶水解。当胃酸和胃蛋白酶分泌减少而内因子尚可足够与重吸收胆汁中的维生素 B_{12} 结合时,体内尚可有少量维生素 B_{12} 被吸收。在全胃切除或恶性贫血内因子完全缺乏时,对维生素 B_{12} 的吸收影响较大。这类患者由于缺乏内因子,食物中维生素 B_{12} 的吸收和胆汁中维生素 B_{12} 的重吸收均有障碍。

2）胰蛋白酶缺乏：严重的胰腺外分泌不足的患者容易导致维生素 B_{12} 的吸收不良,这是由于在空肠内维生素 B_{12}-R 蛋白复合体需经胰蛋白酶降解,维生素 B_{12} 才能释放出来,与内因子相结合。这类患者一般在 $3\sim5$ 年后会出现维生素 B_{12} 缺乏的临床表现。由于慢性胰腺炎患者通常会及时补充胰蛋白酶,故在临床上合并维生素 B_{12} 缺乏的并不多见。

3）消耗增加：小肠内存在异常高浓度的细菌和寄生虫可大量摄取和截留维生素 B_{12},从而可影响维生素 B_{12} 的吸收,引起维生素 B_{12} 缺乏。

（3）酶缺乏：如先天性转钴蛋白 II（TC II）缺乏及接触氧化亚氮（麻醉剂）等均可影响维生素 B_{12} 的血浆转运和细胞内的利用,亦可造成维生素 B_{12} 缺乏。

2. 叶酸　叶酸（folic acid,FA）属 B 族维生素,广泛存在于绿色蔬菜中。由于它最早从植物叶子中提取而得,故命名为"叶酸"。叶酸又称蝶酰谷氨酸（pteroylglutamic acid）,由蝶啶、对氨基苯甲酸和谷氨酸组成。由于叶酸参与核酸的嘧啶和嘌呤的合成,所以有助于骨髓中幼稚细胞成熟,若缺乏叶酸可导致红细胞的异常、未成熟细胞的增加和贫血等。

机体不能合成叶酸,必须从食物中获得。某些肠道细菌可以合成叶酸,但量极少。叶酸广泛存在于植物制品中,尤其在绿叶蔬菜和新鲜水果中的含量丰富,可达 $1\ mg/100\ g$ 干重,如柠檬、香蕉、瓜类、香菇等。另外,在肝脏、肾脏、蛋类及肉类等动物来源性食物中也含有叶酸。由于叶酸性质极不稳定,不耐热,易被光和热分解破坏,所以食物过度烹煮时叶酸易被破坏。

机体内叶酸的储存量为 $5\sim20\ mg$,仅可供成人 4 个月之用。且成人每日消耗量较大,约为 $200\ \mu g$,所以需要经常摄入富含叶酸的食物。WHO 建议每日叶酸的需要量应为：成人 $200\ \mu g$,婴儿 $60\ \mu g$,儿童 $100\ \mu g$,哺乳期妇女 $300\ \mu g$,孕妇 $400\ \mu g$。达到以上标准,机体内就不会出现叶酸缺乏。但如果机体处于生长发育期、妊娠期或者在某些病理条件下（如溶血性贫血、白血病、恶性肿瘤）,则每日叶酸的需要量明显增加,为正常情况的 $3\sim6$ 倍,若补充不足,容易造成叶酸的缺乏。孕妇妊娠早期缺乏叶酸有可能导致胎儿出生时出现低体重、唇腭裂、心脏缺陷及胎儿神经管发育缺陷等畸形。

叶酸及其代谢产物主要由尿中排泄，少量经胆汁和粪便排出，其中胆汁中的叶酸浓度为血液中的2～10倍，大部分可被空肠重吸收。

3. 维生素 B_{12} 和叶酸在 DNA 合成中的作用　叶酸在肠道吸收后，经门静脉进入肝脏，在肝内二氢叶酸还原酶的作用下转变为具有活性的四氢叶酸，其功能是作为载体来转运体内的"一碳单位"（即含有一个碳原子的基团），从而帮助嘌呤核苷酸代谢的完成，尤其是胸腺嘧啶核苷酸的合成。

维生素 B_{12} 在体内主要是由甲基钴胺参与代谢过程，在同型半胱氨酸转变为甲硫氨酸（蛋氨酸）的反应中提供甲基，使 N_5-甲酰基四氢叶酸转变为四氢叶酸。维生素 B_{12} 和由叶酸转化而来的四氢叶酸均为 DNA 合成过程中的辅酶，在细胞的 DNA 合成过程中发挥着不可替代的重要作用。

（二）维生素 B_{12} 和叶酸代谢检验

1. 维生素 B_{12} 测定

（1）血清维生素 B_{12} 的测定：由于放射免疫法具有较高的敏感度和特异度，且测定方便，临床上常使用此法进行血清维生素 B_{12} 的测定，低于 100 pg/mL 可诊断为维生素 B_{12} 缺乏（正常值为 200～900 pg/mL）。

（2）血清高半胱氨酸和甲基丙二酸测定：本法用于诊断维生素 B_{12} 缺乏及鉴定叶酸与维生素 B_{12} 缺乏。血清高半胱氨酸水平（正常值为 5～16 $\mu mol/L$）在叶酸缺乏和维生素 B_{12} 缺乏时均升高，而血清甲基丙二酸水平（正常值为 70～270 $\mu mol/L$）增高仅见于维生素 B_{12} 缺乏时。

（3）尿甲基丙二酸测定：健康人尿中的甲基丙二酸的排出量极微少，不超过 5 mg/24 h。维生素 B_{12} 缺乏使甲基丙二酰 CoA 转变为琥珀酰 CoA 受阻，使体内甲基丙二酸含量增加，尿甲基丙二酸可超过 300 mg/24 h。

（4）维生素 B_{12} 吸收试验（Schillmg 试验）：用于判断维生素 B_{12} 缺乏的病因。肌注维生素 B_{12} 1 mg，同时或 1 h 后空腹口服 ^{57}Co 标记的维生素 B_{12} 0.5～2 μg，用于置换体内结合的维生素 B_{12}，使标记的维生素 B_{12} 随尿排出。于口服 2 h 后收集 24 h 尿液，测定尿液中 ^{57}Co 维生素 B_{12} 的含量。健康人排出量大于 8%，低于此值提示维生素 B_{12} 吸收不良，恶性贫血者此值只有 0%～1.2%。5 天后重复上述试验，同时口服内因子 60 mg，如排泄转为正常，则证实为内因子缺乏，有助于恶性贫血的诊断，否则为肠道吸收不良。如以广谱抗生素代替内因子进行试验，尿中 ^{57}Co 标记的维生素 B_{12} 排出增加，则提示维生素 B_{12} 的缺乏是由肠道细菌过度繁殖与宿主竞争维生素 B_{12} 所致。此试验与患者的肾功能和尿量等因素有关。

2. 叶酸测定

（1）血清叶酸测定：可用放射免疫法测定血清叶酸。正常血清叶酸浓度为 6～20 ng/mL，叶酸缺乏者血清叶酸浓度常低于 4 ng/mL。血清叶酸易受叶酸摄入量的影响，因此有较大的诊断价值。

（2）红细胞叶酸测定：可用微生物法和放射免疫法测定红细胞叶酸。红细胞叶酸相对较为稳定，不受短期内叶酸摄入的影响，故能反映体内叶酸储存情况。正常红细胞叶酸浓度为 150～600 ng/mL，低于 100 ng/mL，表示叶酸缺乏。但维生素 B_{12} 缺乏时，红细胞叶酸浓度也可下降。

(3)尿亚胺甲酰谷氨酸(FIGlu):排泄试验中给患者口服组氨酸 15～20 g,收集 24 h 尿测定排出量。健康成人尿 FIGlu 排泄量在 9 mg/24 h 以下。叶酸缺乏时,组氨酸的中间代谢产物 FIGlu 转变为谷氨酸发生障碍,大量 FIGlu 在体内堆积随尿排出。

3. 其他

(1)脱氧尿嘧啶核苷抑制试验:取骨髓细胞或经植物血凝素(PHA)激活的淋巴细胞,加入脱氧尿嘧啶核苷孵育,再加入 ^{3}H 标记的胸腺嘧啶核苷(^{3}H-TdR)一定时间后,测定掺入细胞核中的 ^{3}H-TdR 量。叶酸和(或)维生素 B_{12} 缺乏时,脱氧尿苷利用障碍,^{3}H-TdR 掺入量明显增加(大于 20%)。如事先加入叶酸或维生素 B_{12} 来纠正其抑制率的减弱,有助于区别叶酸或维生素 B_{12} 缺乏。此试验较为敏感,在血清高半胱氨酸和血清甲基丙二酸升高之前即出现异常,可用于尚未出现贫血表现的患者。

(2)诊断性治疗:用生理剂量的维生素 B_{12}(1 μg/d)或叶酸(0.2 mg/d)治疗 10 天,观察患者用药后临床症状是否有所缓解,如网织红细胞升高,巨幼红细胞形态迅速好转以及血红蛋白上升,说明达到诊断目的。此方法有助于鉴别叶酸或维生素 B_{12} 缺乏。

二、巨幼细胞贫血

(一)概述

巨幼细胞贫血(megaloblastic anemia,MgA)是由于叶酸和(或)维生素 B_{12} 缺乏或其他原因引起细胞核 DNA 合成障碍所致的一类贫血,主要特点是骨髓三系细胞质与细胞核发育不平衡,无效造血。此类贫血亦可因遗传性或药物等获得性 DNA 合成障碍引起。本症特点是外周血呈大细胞性贫血,伴有中性粒细胞的核右移,骨髓内粒细胞系、红细胞系、巨核细胞系的细胞均可出现巨幼变。患者出现的巨幼红细胞易在骨髓内破坏,出现无效性红细胞生成。约 95% 的病例是因叶酸和(或)维生素 B_{12} 缺乏引起的营养性贫血,其早期阶段单纯表现为叶酸或维生素 B_{12} 缺乏者临床上并不少见。在我国以缺乏叶酸所致的营养性巨幼细胞贫血多见,内因子缺乏的恶性贫血(pernicious anemia,PA)主要见于白种人(北欧多见),国内较少见。

1. 发病机制　巨幼细胞贫血的发病机制主要是细胞内 DNA 合成障碍。四氢叶酸和维生素 B_{12} 是细胞核 DNA 合成过程中重要的辅酶。叶酸缺乏时,四氢叶酸随之缺乏,细胞内脱氧尿嘧啶核苷酸(dUMP)转为脱氧胸腺嘧啶核苷酸(dTMP)(简称脱氧胸苷酸)的生化反应受阻。参加正常 DNA 合成的脱氧胸苷三磷酸(dTTP)被 dUTP 代替,合成异常的 DNA。细胞核的发育停滞,而细胞质仍在继续发育成熟。细胞呈现细胞质与细胞核发育不平衡,体积较正常为大的巨幼型改变,称之为巨幼细胞。这些巨幼细胞均有成熟障碍,表现出无效生成。维生素 B_{12} 与体内四氢叶酸的循环使用有关,而后者作为一碳基团载体生成的 N^5,N^{10}-亚甲酰四氢叶酸为 dUMP 转化为脱氧胸苷酸(dTMP)提供甲基,故当维生素 B_{12} 缺乏时,通过影响四氢叶酸的量而使 dTTP 合成障碍,细胞核发育迟缓,同样出现巨幼细胞贫血(图 1-2)。大部分巨幼红细胞在骨髓内因发育成熟障碍而破坏,造成红细胞的无效生成。外周血中的红细胞生存期亦缩短,引起贫血。类似的变化也可发生于粒细胞系和巨核细胞系。

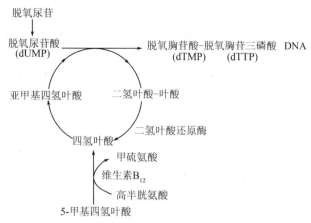

图 1-2　维生素 B_{12} 和叶酸在 DNA 合成过程中的作用

2.临床表现　无论是缺乏叶酸还是维生素 B_{12}，其临床表现基本相似，但维生素 B_{12} 缺乏引起的巨幼细胞贫血还可引起神经系统病变。

(1)血液系统：发病较为缓慢，贫血呈慢性进行性发展，除贫血的一般临床表现外，皮肤黏膜常呈柠檬色，可出现轻度黄疸，严重者可有全血细胞减少，易反复感染。

(2)消化系统：可有舌炎，舌乳突萎缩，味觉异常，有灼痛感，并可见舌表面光滑呈绛红色，即"牛肉样舌"。常出现恶心、食欲不振、呕吐、腹胀、腹痛或便秘等消化系统症状。

(3)神经系统：维生素 B_{12} 缺乏者可有外周神经炎及其他神经系统症状。主要是由于维生素 B_{12} 缺乏导致血液中的丙酰辅酶 A 堆积，进一步生成非生理性单链脂肪酸，影响了神经鞘磷脂的生成，造成神经的脱髓鞘表现。患者可出现感觉异常、手足麻木和皮肤刺痛等周围神经症状。还可出现亚急性脊髓联合变性，表现为体位感觉障碍、运动失调、行走困难、语言障碍及抑郁等，小儿及老年患者常表现为脑神经受损的精神异常，如抑郁、嗜睡和精神错乱。

(4)其他：可出现皮肤黑色素沉着(维生素 B_{12} 缺乏使垂体黑色素细胞刺激素分泌增加)，部分患者可见肝脾肿大。

3.分类　巨幼细胞贫血根据临床病因不同分为三类。

(1)营养性巨幼细胞贫血：多数由于膳食状况不良，缺少绿色新鲜蔬菜及水果的摄入，或缺乏肉类、蛋类食物，还有部分患者由于烹饪方式不当，如烹饪时间过长，导致叶酸受到破坏。如果常年素食，叶酸和维生素 B_{12} 可同时缺乏。慢性胰腺疾病、寄生虫竞争(如绦虫病)、小肠细菌过度生长、回肠疾病等也可导致维生素 B_{12} 吸收利用障碍而引起巨幼细胞贫血。

(2)恶性贫血：此类贫血患者胃腺可严重萎缩，壁细胞丧失，不能分泌内因子。内因子是维生素 B_{12} 吸收的辅助因子，内因子缺乏导致维生素 B_{12} 吸收障碍，从而引起维生素 B_{12} 在体内缺乏，导致贫血。

(3)其他原因所致的巨幼细胞贫血：①肠道疾病引起的吸收不良导致的巨幼细胞贫血：如热带性口炎性腹泻、麦胶肠病等所致的巨幼细胞贫血；②药物抑制 DNA 合成导致巨幼细胞贫血：如甲氨蝶呤、巯基嘌呤、硫代鸟蝶呤等嘌呤合成抑制药，甲氨蝶呤、6-氮杂尿苷等嘧啶合成抑制药，甲氨蝶呤、氟尿嘧啶等胸腺嘧啶合成抑制药及羟基脲、阿糖胞苷等 DNA 合成抑制药，均可导致 DNA 合成障碍引起巨幼细胞贫血；③先天性缺陷导致的巨幼细胞贫血：如选择性维生素 B_{12}①、②、先天性钴胺素传递蛋白Ⅱ缺乏、先天性内因子缺乏、Lesch-Nyhan 综合征、遗传性乳清酸尿症等。

（二）实验室检查

1. 血象　巨幼细胞贫血为典型的大细胞性贫血。RDW 升高，血涂片上红细胞形态明显大小不等，以大细胞为主，可见一定数量的巨红细胞。红细胞中心淡染区不明显甚至消失，可见较多异常形态红细胞，如椭圆形红细胞、泪滴形红细胞、嗜多色性红细胞及嗜碱性点彩红细胞。亦可见 Howell-Jolly 小体及有核红细胞。MCV、MCH 升高，MCHC 正常。红细胞和血红蛋白的下降不平行，红细胞下降更明显。网织红细胞绝对值减少，相对值正常或稍增高。白细胞正常或轻度减低，中性粒细胞体积偏大，核分叶过多。5 叶核的粒细胞常占中性粒细胞的 5% 以上，称之为"核右移"现象，分叶多者可达 6 叶以上。病情较重者可出现巨晚幼和巨杆状核粒细胞。血小板正常或减低，可见巨大血小板。

2. 骨髓象　骨髓有核细胞增生活跃或明显活跃，红细胞系明显增生，粒红比例下降或倒置。以三系细胞均出现巨幼样变为特征。常见异常的有丝分裂象，正常形态的幼红细胞减少或不变，出现各阶段的巨幼红细胞，其比例常大于 10%，高者可达 30%～50%。可见核畸形、核碎裂和多核巨幼红细胞。由于发育成熟受阻，原巨幼红细胞和早巨幼红细胞比例增高。核分裂象和 Howell-Jolly 小体易见。

识别巨幼样变的要点为胞核的形态和"老质幼核"的改变。粒细胞系增生相对减少。中性粒细胞自中幼阶段以后可见巨幼变，以巨晚幼粒和巨杆状核粒细胞多见。可见部分分叶核细胞分叶过多，各叶大小差别甚大，可畸形，称为巨多叶核中性粒细胞。骨髓形态学检测对巨幼细胞贫血的诊断起决定性作用，特别是发现粒系细胞巨幼变，对疾病的早期诊断和疑难病例的诊断更有价值。

（1）巨幼红细胞发育各阶段形态特点。

①原巨幼红细胞（promegaloblast）：胞体比原始红细胞大，直径 18～30 μm。核呈圆形或椭圆形，常偏位。染色质细粒状，分布均匀，疏松纤细似网，核仁 2～4 个，常融合在一起。胞质丰富，染深蓝色，着色不均，核周淡染区明显；

②早巨幼红细胞（basophilic megaloblast）：胞体直径 15～25 μm，核大，呈圆形，染色质部分开始聚集，多数无核仁，早期还可见核仁的痕迹。胞质丰富，染深蓝色不透明，有些细胞由于开始出现血红蛋白而呈灰蓝色胞质；

③中巨幼红细胞（polychromatic megaloblast）：直径 10～20 μm，核圆形或不规则。染色质开始聚集成块，但较正常中幼红细胞细致，副染色质清晰，呈略粗的网状，灰蓝色或淡红色；

④晚巨幼红细胞（orthochromatic megaloblast）：胞体直径 10～18 μm，常呈椭圆形。胞核较小，常偏于一侧，可见多核、核碎裂等现象；核染色质仍保持网状结构痕迹，胞质较多，含较为丰富的血红蛋白，着色可略呈灰色，可见 Howell-Jolly 小体。

（2）粒细胞系特点：粒细胞系增生相对减低，中性粒细胞自中幼阶段以后可见巨幼变，以巨晚幼粒和巨杆状核粒细胞多见。粒细胞巨幼样变主要特征是：①胞体增大，直径可达 30 μm；②胞质可呈蓝灰色，颗粒减少，胞质中可出现空泡；③核肿胀，染色质疏松，可呈现马蹄形或不规则形；④分叶核粒细胞分叶过多，常为 5～9 叶，称之为巨多叶核中性粒细胞。

（3）巨核细胞系特点：巨核细胞系改变不明显，巨核细胞数量正常或减少，可见巨核细胞胞体过大，分叶过多（正常在 5 叶以下）与核碎裂，胞质内颗粒减少。

3. 细胞化学染色　骨髓铁染色，细胞外铁与细胞内铁均增高；PAS 染色，原红细胞、幼红细胞呈阴性，偶见弱阳性。

4.维生素 B_{12} 和叶酸的检验

(1)血清维生素 B_{12} 和叶酸含量的测定:血清维生素 B_{12} 小于 75 pmol/L（<100 pg/mL）为缺乏。正常血清叶酸浓度为 6～20 ng/mL,叶酸缺乏者常低于 4 ng/mL。上述两者均可用放射性免疫法进行测定。由于这两种维生素的作用位于细胞内而非血浆中,因此部分患者也有出现血清维生素 B_{12} 和叶酸含量在正常范围,故上述测定仅作为初筛试验,仅凭单纯的血清叶酸和维生素 B_{12} 测定,不能作为叶酸和维生素 B_{12} 缺乏的诊断标准。

(2)红细胞叶酸含量测定:红细胞叶酸含量较为稳定,不受当时叶酸摄入情况的影响,能反映机体叶酸的总体水平及组织叶酸水平,诊断价值更大。红细胞叶酸小于 227 nmol/L 时,为红细胞叶酸缺乏。

(3)甲基丙二酸测定:缺乏维生素 B_{12} 的患者血清和尿中该物质含量增高（参考区间 70～270 nmol/L）。

(4)血清高半胱氨酸测定:在钴胺和叶酸缺乏时血清高半胱氨酸水平升高。

(5)维生素 B_{12} 吸收试验（Schilling 试验）:维生素 B_{12} 尿中排出量降低,本试验主要用于对钴胺缺乏的病因诊断,而不是诊断是否存在钴胺缺乏。如内因子缺乏,加入内因子可使结果正常。

(6)诊断性治疗试验:无法进行上述试验时,可采用试验性治疗以达到诊断目的。疗法是给患者小剂量叶酸或维生素 B_{12} 7～10 天,若 4～6 天后网织红细胞上升,应考虑相应物质的缺乏。巨幼细胞贫血对治疗药物的反应很敏感,用药 48 h 左右网织红细胞即开始增加,于5～10天达高峰,患者的血象、骨髓象和临床症状会有所改善甚至恢复。据此设计的试验简便易行,准确性较高,对不具备进行叶酸和维生素 B_{12} 测定条件的单位,可用此法判断叶酸缺乏抑或维生素 B_{12} 缺乏。

5.其他检验　巨幼细胞贫血由于无效造血伴溶血,血清间接胆红素可轻度增高。血清铁及转铁蛋白饱和度可增高。恶性贫血患者血清中,内因子阻断抗体的阳性率在 50% 以上;胃液检查可出现胃液中游离胃酸消失,对组氨酸反应下降。

(三)诊断与鉴别诊断

1.诊断标准

(1)临床表现:①一般具有慢性贫血症状;②消化道症状:食欲不振或消化不良,常见舌红、舌痛及舌乳头萎缩等症状;③神经系统症状:见于维生素 B_{12} 缺乏患者,恶心贫血患者本症状更为典型。

(2)实验室检查:①大细胞性贫血（MCV>100 fL,红细胞呈大椭圆形）;②白细胞和血小板可减少,中性分叶核分叶过多（5 叶者常在 5% 以上）;③骨髓呈巨幼细胞贫血形态改变（巨幼红细胞>10%,粒细胞系和巨核细胞系也出现巨型变）;④叶酸:血清叶酸<6.91nmol/L,红细胞叶酸<227 nmol/L。⑤血清维生素 B_{12} 测定<75 pmol/L 和红细胞叶酸<227 nmol/L;⑥血清维生素 B_{12} 测定<29.6 pmol/L;⑦血清内因子阻断抗体阳性;⑧放射性维生素 B_{12} 吸收试验,24 h 尿中排出量<4%,加内因子之后可恢复正常（>7%）;用放射性核素双标记维生素 B_{12} 进行吸收试验,24 h 维生素 B_{12} 排出量<10%。

　　具备上述(1)的①或②和(2)的①、③或②、④者诊断为叶酸缺乏的巨幼细胞贫血;具备上述(1)的①、③和(2)的①、③或②、⑤者诊断为维生素 B_{12} 缺乏的巨幼细胞贫血;具备上述(1)的①、②、③和(2)的①、③、⑥、⑦者怀疑有恶性贫血,⑧为恶性贫血确诊试验。

2.鉴别诊断 巨幼细胞贫血需与下列疾病进行鉴别。

(1)急性红白血病:急性红白血病为急性非淋巴细胞白血病的一种类型。在其红血病期,骨髓中红系可极度增生,以原始红细胞和早幼红细胞为主,出现明显的病态造血(如类巨幼样变、核畸形及核分叶等),同时还伴有白细胞的异常增生如原始粒细胞和早幼粒细胞常在30%之上。细胞组织化学染色 PAS 反应可见幼红细胞阳性或强阳性,而巨幼细胞贫血幼红细胞则为阴性,此为鉴别的重要依据。血清叶酸和维生素 B$_{12}$ 测定正常或稍高,叶酸和维生素 B$_{12}$ 诊断性治疗无效。

(2)骨髓增生异常综合征(MDS):骨髓增生异常综合征是一类起源于造血干、祖细胞的异质性克隆性疾病。部分骨髓增生异常综合征患者可有红细胞系显著增生,并伴有明显的病态造血;粒系细胞和巨核细胞也有病态造血;骨髓铁染色异常(环形铁粒幼红细胞常＞15%);PAS 反应幼红细胞呈阳性;还可以通过染色体检查及骨髓活检鉴别。

(3)再生障碍性贫血:由于部分巨幼细胞贫血患者外周血三系减少,所以需要与其他全血细胞减少性疾病如再障进行鉴别,骨髓象检查。有明显的区别。巨幼细胞贫血骨髓内有核细胞增生常明显活跃,分类以红系为主。而再生障碍性贫血骨髓内有核细胞增生减低或重度减低,细胞形态无明显异常,淋巴细胞、浆细胞及网状细胞等非造血细胞相对增多。此外再障患者血清叶酸和维生素 B$_{12}$ 测定无异常。

第三节　造血功能障碍性贫血

一、再生障碍性贫血

(一)概述

再生障碍性贫血(aplastic anemia,AA),简称再障,是由多种原因引起的造血干细胞增殖、分化障碍和(或)造血微环境发生异常或被破坏,以致骨髓造血组织被脂肪组织代替引起造血功能衰竭的一类贫血。其特点是全血细胞减少,进行性贫血、出血和继发性感染。临床主要包括各种类型的再生障碍性贫血、纯红细胞再生障碍性贫血和再生障碍危象。

1.发病机制 再生障碍性贫血的发病机制比较复杂,至今尚不完全清楚。发病呈明显的异质性,往往是多方面因素共同作用的结果。目前公认的有:①免疫机制异常:又称为"虫子"学说。临床研究提示部分患者骨髓衰竭的发生与其细胞免疫和体液免疫调节异常有关,T 细胞及其分泌的某些造血负调控因子可导致造血干/祖细胞增殖和分化损伤。近年来,多数学者认为再障的主要发病机制是免疫异常,造血干/祖细胞的质和量及造血微环境的改变是免疫异常所致;②造血干细胞缺陷:又称为"种子"学说。应用体外细胞培养技术,发现再障患者造血干/祖细胞的数量减少,并有质的异常,骨髓增殖、分化障碍;③造血微环境缺陷:又称为"土壤"学说。研究发现某些致病因素在损伤造血干/祖细胞或诱发异常免疫反应的同时,累及了造血微环境中的基质细胞,使多种细胞因子的分泌发生紊乱,影响造血干/祖细胞的增殖分化。如临床上有输入同基因骨髓而不能恢复造血功能的患者,部分再生障碍性贫血患者的造血干细胞在体外培养体系中给以适合的生长条件,能生成正常的集落;这些均说明,部分再生障碍性贫血患者的发病与骨髓造血微环境缺陷有关。

2.分类　再障按发病原因分为先天性再障和获得性再障。

(1)先天性再障:先天性再障又称为范科尼贫血(fanconi anemia,FA),为一种进行性骨髓造血功能衰竭伴多种先天畸形为特征的异质性常染色体隐形遗传性疾病。本病罕见,好发于儿童,随年龄增长逐渐出现发育停滞。

(2)获得性再障:有半数以上获得性再障患者无明确病因可寻,称为原发性再障。有病因可寻的称为继发性再障。继发性再障常见的病因主要有:①化学因素:包括药物和化学物质,其中与再障发病高度相关的有苯及其衍生物、抗肿瘤的细胞毒药物、氯霉素等;②生物因素:再障的发生可能与多种病毒感染有关,如肝炎病毒、EB病毒、巨细胞病毒、微小病毒等;③物理因素:骨髓是对电离辐射最敏感的组织,如X线、放射性同位素等均可导致DNA的损伤,引起骨髓抑制,且抑制程度与放射剂量呈剂量依赖性效应。

3.临床表现　表现为进行性贫血、出血、反复感染和发热,肝、脾、淋巴结一般不肿大。根据临床表现、病程、血象和骨髓象,将再障分为急性再障(AAA)和慢性再障(CAA)。

(1)AAA:起病急,进展迅速,病程短。以感染和出血为最常见的早期表现,出血部位广泛,常有内脏出血,贫血多呈进行性加重,多数有发热,以呼吸道感染最常见,严重者可发生败血症,治疗效果差,预后不佳,此型又称为重型再障Ⅰ型(SAA-Ⅰ)。

(2)CAA:起病、进展缓慢,病程较长。以贫血为首发和主要表现,出血和感染较轻,又称轻型再障。如慢性再障病情恶化,临床表现、血象和骨髓象与急性再障相同,则为重型再障Ⅱ型(SAA-Ⅱ)。

(二)实验室检查

1.血象　以全血细胞减少、网织红细胞绝对值降低为主要特征。红细胞、粒细胞、血小板减少的程度各病例有所不同。贫血多为正细胞正色素性,红细胞分布宽度(RDW)多正常。网织红细胞比例和绝对值均下降。各类白细胞都减少,其中以中性粒细胞减少尤为明显,而淋巴细胞比例相对增加。血小板不仅数量减少,且体积小、颗粒少。急性再障时,网织红细胞<1%,绝对值<$15×10^9$/L;中性粒细胞绝对值常<0.5×10^9/L;血小板<20×10^9/L。慢性再障血红蛋白下降速度较慢,网织红细胞、中性粒细胞和血小板均减少,但较急性再障为高。

2.骨髓象

(1)AAA:多部位骨髓穿刺显示增生减低或极度减低。骨髓穿刺液和制片后均可见脂肪滴明显增多,骨髓液稀薄。造血细胞(粒系、红系、巨核系细胞)明显减少,且不见早期幼稚细胞,巨核细胞常缺如;而淋巴细胞、浆细胞、肥大细胞及网状细胞相对增多,比例常>50%,淋巴细胞比例可高达80%。如有骨髓小粒,染色后镜下为空网状结构或为一团纵横交错的纤维网,其中造血细胞极少,大多为非造血细胞。

(2)CAA:病变呈向心性损害,骨髓有残存散在的造血增生灶,故穿刺部位不同,所得结果亦不一致,需多部位穿刺或进行骨髓活检检查,才能获得较为明确和可靠的诊断。多数病例骨髓增生减低,三系造血细胞减少,其中幼红细胞和巨核细胞减少明显;如穿刺遇增生灶,骨髓可增生活跃,红系可有代偿性增生,以核高度固缩的"炭核"样晚幼红细胞多见;粒系减少,主要见到的是晚幼粒和成熟型粒细胞,细胞质中的颗粒常粗大;巨核细胞减少,骨髓小粒中非造血细胞比例增加,以脂肪细胞较多见。

3.骨髓活检　骨髓有核细胞增生减退,造血组织与脂肪组织容积比下降,常小于0.34。造血细胞减少(尤其是巨核细胞减少),非造血细胞增加,并可见间质水肿、出血,甚至液性脂肪坏死。骨髓活检比骨髓涂片对再障的诊断更有价值。

4. 其他检验 骨髓铁染色显示细胞内、外铁均增加,血清铁增高。中性粒细胞碱性磷酸酶(NAP)活性和积分增高;造血干细胞培养大多数患者 CFU-C、BFU-C 减少,免疫功能检查也有异常。

(三)诊断与鉴别诊断

血液检查表现为全血细胞减少,特别是伴有出血、发热、感染的患者,而脾不大,均应考虑再生障碍性贫血。

1. 诊断标准

(1)全血细胞减少,伴有相应的临床表现。

(2)一般无明显肝、脾、淋巴结肿大。

(3)网织红细胞绝对值低于正常。

(4)骨髓至少 1 个部位增生减低,如增生活跃则晚幼红细胞、淋巴细胞相对增加,巨核细胞减少、非造血细胞增多,骨髓液油滴增加,骨髓小粒的造血细胞少于 50%(有条件者做骨髓活检)。

(5)应排除其他全血细胞减少的疾病,如阵发性睡眠性血红蛋白尿症(PNH)、骨髓增生异常综合征(MDS)、自身抗体介导的全血细胞减少、急性造血功能停滞、骨髓纤维化、急性白血病等。

(6)一般抗贫血药物治疗无效。

诊断再障后应进一步鉴别是急性型还是慢性型(表 1-2)。

表 1-2 获得性再生障碍性贫血的鉴别

鉴别点	急性再障	慢性再障
起病	多急骤,常以感染出血为首发症状	缓慢,常以贫血为首发症状
贫血	进展快,患者不能耐受	进展慢,患者能耐受
出血	部位多,程度严重,内脏出血多见	部位少,程度轻,多局限于体表
感染	多见、严重、常合并败血症	少见且较轻
血象	全血细胞下降严重,网织红细胞<1%,绝对值<15×10^9/L;中性粒细胞<0.5×10^9/L;血小板<20×10^9/L	全血细胞下降较轻,网织红细胞>1%,但绝对值降低;中性粒细胞>0.5×10^9/L;血小板>20×10^9/L
骨髓象	多部位增生减低,非造血细胞相对增多	增生减低,可有增生灶,非造血细胞增生不明显
骨髓活检	造血组织显著减少,脂肪细胞显著增多	造血组织减少,脂肪细胞增多
预后	病程短,一般治疗在 1 年内死亡,少数存活较长	病程较长,可达数年,部分患者可缓解,部分迁延不愈,少数死亡

2. 鉴别诊断

(1)阵发性睡眠性血红蛋白尿(PNH):部分 PNH 患者无血红蛋白尿发生,而表现为全血细胞减少,不易和再障鉴别。PNH 酸溶血试验(Ham)、蔗糖溶血试验、尿含铁血黄素试验为阳性,再障为阴性。

(2)骨髓增生异常综合征(MDS):再障与 MDS 中的难治性贫血鉴别比较困难,但后者骨髓增生活跃,以病态造血为特征,中性粒细胞碱性磷酸酶积分减低,骨髓活检可见造血前体细胞异常定位。

（3）低增生性白血病：一般淋巴结、肝、脾肿大，外周血全血细胞减少，这与再障相似，但骨髓原始细胞大于30％，此为再障的主要区别。

（4）再生障碍危象：与重症再障相似。但后者骨髓中可见到特征性的巨大原始红细胞和巨大的早幼粒细胞、反应性的异形淋巴细胞和组织细胞增多等，可区别于再障。

（5）其他疾病：急性白血病、骨髓纤维化、骨髓转移癌、巨幼细胞贫血、脾功能亢进等疾病都可有外周血的三系减少，但患者体征中的脾大、淋巴结肿大、胸骨压痛，外周血有幼稚红细胞（简称幼红细胞）和幼稚白细胞，骨髓象特征都与再障明显不同。

二、再生障碍危象

（一）概述

再生障碍危象（aplstic crisis）简称再障危象，是由于多种原因所致的自限性、可逆的骨髓造血功能急性停滞，血中红细胞及网织红细胞减少或全血细胞减少，因此，也称为急性造血功能停滞（acute arrest of hemopoiesis，AAH）。现已证实病毒感染，如人微小病毒 B_{19}、传染性肝炎病毒、EB病毒是致病的主要原因。此外，某些药物如氯霉素、苯妥英钠、磺胺类药物、秋水仙碱等也能引起急性造血功能停滞。患者在原有疾病，如慢性溶血性贫血、非溶血性血液疾病或非血液系统疾病的基础上出现急性造血功能停滞，常先有短暂的感染（如上呼吸道感染或胃肠炎）。患者临床表现不一，除原发疾病症状外，当只有红系造血停滞时，患者可突然贫血或原有贫血突然加重、乏力加剧；当有粒细胞系造血停滞和血小板减少时，可伴有高热或原有发热加重和有出血倾向。本病预后良好，多数去除病因1～2周后恢复，治疗目的在于帮助度过危象期，因此，及时、正确的诊断至关重要。

（二）实验室检查

1. 血象　红细胞、血红蛋白、血细胞比容均明显减少，血红蛋白常低至30 g/L，网织红细胞急剧下降或缺如，红细胞形态取决于原发病红细胞形态是否发生改变。当伴有粒细胞减少时，淋巴细胞相对升高，粒细胞内可见中毒颗粒。有的可见异型淋巴细胞，偶见组织细胞。当伴有巨核细胞造血停滞时，血小板明显减少。

2. 骨髓象　多数骨髓增生活跃，也可增生减低或极度减低。红细胞系造血停滞时，幼红细胞少见，粒红比值明显增高，可见巨大原始红细胞是其突出特点。粒细胞系和巨核细胞系大致正常。当伴有粒细胞系造血停滞时，粒细胞明显减少，可见巨大早幼粒细胞。当血小板减少时，巨核细胞相应减少，以颗粒型巨核细胞多见，有退行性变。如三系造血均停滞，骨髓增生极度减低，造血细胞明显减少，非造血细胞增加。

（三）诊断与鉴别诊断

本病的诊断须结合病史、用药史、血象及骨髓象进行综合分析。如骨髓中出现特征性的巨大原始红细胞、巨大早幼粒细胞、异型淋巴细胞和组织细胞增多等，具有提示性诊断价值。需要与急性再生障碍性贫血、纯红细胞再生障碍性贫血进行鉴别。

三、纯红细胞再生障碍性贫血

（一）概述

纯红细胞再生障碍性贫血（pure red cell aplasia，PRCA）简称纯红再障，是以骨髓单纯红细胞系统造血衰竭为特征的一组异质性综合征。临床上按其病因不同分为先天性 PRCA 和获得性 PRCA 两类。

1. 先天性 PRCA　又称为 Diamond-Blackfan 贫血(DBA)，是一种罕见的慢性贫血。大约 35%患儿出生时即表现有贫血，绝大多数(超过 90%)患儿在 1 岁内确诊。婴幼儿患者一般不伴有外周血白细胞及血小板减少，但随年龄增长，少数患者可呈不同程度的白细胞减少和(或)血小板减少，DBA 可出现先天性体格发育畸形，但一般较范科尼贫血(FA)轻。

2. 获得性 PRCA　可分为原发性和继发性两种，前者原因不清楚，后者又分为一过性和永久性。①一过性：暂时性儿童期幼红细胞减少、溶血性贫血再障危象、B_{19}微小病毒感染；②永久性：由肿瘤(胸腺瘤、恶性淋巴瘤、慢性淋巴细胞白血病)、自身免疫性疾病(系统性红斑狼疮、类风湿关节炎、特发性血小板减少性紫癜)和药物(苯妥英钠、氯霉素、异烟肼)等引起的 PRCA。获得性 PRCA 按病程可分为急性型和慢性型。获得性 PRCA 因病因不同，其发病机制也不同，主要有以下几个方面：①免疫介导性 PRCA；②药物相关性 PRCA：主要药物为氯霉素、异烟肼、硫唑嘌呤、甲基多巴等，它们对 BFU-Es、CFU-Es 有直接毒性作用；③病毒诱发性 PRCA：主要为 B_{19}微小病毒感染诱发。免疫作用在病因和发病中占主要地位。PRCA 的贫血呈逐渐发展的缓慢过程，有贫血的一般症状，多无出血、发热和肝、脾、淋巴结肿大，获得性 PRCA 患者有原发病症状。

(二)实验室检查

1. 血象　贫血呈正细胞正色素性，网织红细胞显著减少(<0.1%)或缺如。白细胞和血小板一般正常或轻度减少。血细胞比容减少，MCV、MCH、MCHC 均正常，白细胞分类、红细胞和血小板形态正常。

2. 骨髓象　骨髓增生活跃，红细胞系各阶段均显著减少，幼红细胞<5%。粒细胞及巨核细胞系各阶段细胞均正常。红细胞系严重减少时，粒细胞系相对增加，但各阶段比例正常，个别患者巨核细胞增加。三系细胞形态均正常，无病态造血。

3. 其他检验　Ham 试验和 Coombs 试验阴性，尿 Rous 试验阴性(反复输血者可阳性)；骨髓祖细胞培养 BFU-E 及 CFU-E 减少；血清总铁结合力和铁蛋白增加；血清中可有多种抗体，如抗幼红细胞抗体、抗 EPO 抗体、抗核抗体、抗线粒体抗体等。

(三)诊断与鉴别诊断

1. 诊断　PRCA 是一种少见的疾病，对于无法解释的单纯贫血要考虑本病的可能，诊断主要根据血象、骨髓象和临床表现，一般诊断不难。

(1)临床表现：有一般贫血症状和体征；无出血、发热及肝脾肿大。

(2)实验室检查：①血常规：血红蛋白低于正常值，网织红细胞<0.01，绝对值减少，呈正细胞正色素性贫血。白细胞和血小板正常；②骨髓象：单纯红细胞系统增生低下，幼红细胞<0.05，粒细胞和巨核细胞系统在正常范围，比例可相对增加，一般无病态造血；③有关溶血性贫血的实验室检查均为阴性；④诊断确立后应分型，需积极寻找原发病及诱因，以确定是否为继发性。

2. 鉴别诊断　若 PRCA 出现粒细胞系和巨核细胞系同时受累引起全血细胞减少，应注意与再生障碍性贫血相鉴别，可结合临床表现、血象的变化及对治疗的反应予以区别。尤其注意应该与骨髓增生异常综合征(MDS)鉴别，当个别 MDS 以纯红再障形式出现易误诊为 PRCA，但 MDS 有病态造血是主要鉴别点。

第四节　急性髓系白血病

急性髓系白血病(acute myeloid leukemia，AML)以髓系起源的白血病细胞在血液、骨髓和其他组织中克隆性增殖为主要特征，部分亚型具有重现性细胞遗传学异常和特异性融合基因。

一、急性髓系白血病伴重现性细胞遗传学异常

急性髓系白血病伴重现性细胞遗传学异常(AML with reappearing and abnormal cytogenetics)是一类具有明确的染色体异常、特异性融合基因和特殊的临床表现，对化疗敏感、预后较好的急性髓系白血病。此类 AML 在 WHO 的 2008 年分类标准中主要包括 9 种亚型，约占 AML 的 30%。WHO 分类中规定，如果患者存在放疗或化疗史，即使能检出单列的 AML 伴重现性细胞遗传学异常，也不能归入此类，而应归入"治疗相关性 AML"。本节重点阐述最常见的 3 种亚型：①AML 伴 t(8;21)(q22;q22)；RUNX1-RUNX1T1；②AML 伴 inv(16)(p13.1；q22)或 t(16;16)(p13.1,q22)；CBFβ-MYH11；③急性早幼粒细胞白血病伴 t(15;17)(q22；q12)；PML-RARα 及其变异易位亚型。

（一）AML 伴 t(8;21)(q22;q22)；RUNX1-RUNX1T1

1. 概述　AML 伴 t(8;21)(q22;q22)；RUNX1-RUNX1T1 约占 AML 的 5%，是一种粒系部分分化成熟的 AML。该亚型的细胞形态学特征类似于 FAB 分型方案中的急性非淋巴细胞白血病 M_{2b} 型以及个别 M_1 和 M_{2a} 型。90% 以上的急性非淋巴细胞白血病部分成熟型伴有重现性细胞遗传学异常 t(8;21)(q22;q22)；RUNX1-RUNX1T1。有此遗传学特征者，即使原始细胞比值<20% 也可诊断为 AML 伴 t(8;21)(q22;q22)；RUNX1-RUNX1T1。

2. 实验室检查

(1)血象：白细胞减少，部分病例可升高。分类可见各阶段粒细胞，异常中性中幼粒细胞、嗜酸性粒细胞和嗜碱性粒细胞亦可增加。红细胞和血红蛋白常轻度至中度减低。血小板计数轻度减低。

(2)骨髓象：绝大部分病例有核细胞增生明显活跃或极度活跃。粒系增生明显活跃或极度活跃。异常中性中幼粒细胞比值可大于或等于 20%。异常中性中幼粒细胞形态特点：胞核与胞质发育不平衡，核染色质疏松细致，核仁一般大而明显，胞质内有丰富的粉红色颗粒，周边有少量的嗜天青颗粒，可见 Auer 小体和假性 Chediak-Higashi 小体，高尔基体(Golgi apparatus)形成区(核周淡染区)明显。Ⅰ、Ⅱ型原始粒细胞和早幼粒细胞可增多。红系增生受抑或增生活跃，有的病例可见双核和畸形核幼红细胞。巨核细胞和血小板常减少。

(3)细胞化学染色：大部分原始细胞呈髓过氧化物酶(MPO)染色阳性至强阳性；粒细胞酯酶染色呈强阳性；单核细胞酯酶染色包括 α-NAE 染色和 α-NBE 染色呈阴性或弱阳性，而前者的阳性结果不被氟化钠抑制。

(4)免疫表型分析：原始细胞高表达 MPO，部分高表达 CD34、HLA-DR、CD117 和 CD13，弱表达 CD33。有时原始细胞表达成熟阶段粒细胞标志 CD15。AML 伴 t(8;21)免疫表型最大的特点是部分粒细胞伴 CD19 和(或)CD56 的表达。少数病例弱表达 TdT。表达 CD56 的病例预后不良。

(5)细胞遗传学和分子生物学检验:该亚型特征性的遗传学改变是 t(8;21)(q22;q22),该易位使染色体 8q22 上的 RUNX1(又称 AML1)与 21q22 的 RUNX1T1(又称为 ETO)交互重排,形成 RUNX1-RUNX1T1 融合基因。具有伴随性染色体丢失(—Y)的特点。少数病例还伴 t(9;22)(q34;q11)、9q⁻、9q22⁻ 等染色体改变。有 30% 的儿童患者存在 KRAS 和 NRAS 突变;20%~25% 患者可检出 c-KIT 突变。

3. 诊断 ①符合急性白血病诊断标准;②骨髓粒系明显增生,原始粒细胞、早幼粒细胞明显增多,异常中性中幼粒细胞≥20%,其胞核常有核仁,有明显核质发育不平衡;③t(8;21)(q22;q22)或 AML1 基因重排为诊断本型的特异性分子标志。

(二)AML 伴 inv(16)(p13.1;q22)或 t(16;16)(p13.1;q22);CBFβ-MYH11

1. 概述 该型白血病是一种有单核细胞系和粒细胞系分化迹象的 AML,骨髓中有特征性的异常形态嗜酸性粒细胞,相当于 FAB 分型中的 AML-M$_{4Eo}$,发病率占全部 AML 的 5%~8%,各年龄组均可发病,年轻人多见。髓细胞肉瘤(绿色瘤)可为首发表现或为复发时的唯一表现。

2. 实验室检查

(1)血象:白细胞常减低,部分病例可升高。可见各阶段的粒细胞和单核细胞,嗜酸性粒细胞增加。红细胞、血红蛋白和血小板常减少。

(2)骨髓象:绝大部分病例有核细胞增生明显活跃或极度活跃。粒、单核两系同时增生,原始粒细胞及原始、幼稚单核细胞增高,胞质内可见长短不一的 Auer 小体。嗜酸性粒细胞增多,各阶段细胞均可见,常大于或等于 5%(个别病例可以不高),其胞质中充满粗大、橘黄色的嗜酸性颗粒,同时伴有粗大、深染的棕黑色异常颗粒。红系增生受抑,可见双核和畸形核的幼红细胞。有时可见病态巨核细胞,血小板减少,可见巨大血小板。有些病例易见浆细胞。

(3)细胞化学染色:原始粒细胞和原始、幼稚单核细胞 MPO 染色呈阳性或弱阳性,嗜酸性粒细胞呈强阳性;异常嗜酸性粒细胞特异性氯醋酸酯酶(NAS-DCE)染色呈阳性;酯酶双重染色中可见 α-NAE 染色阳性,NAS-DCE 阳性或双酯酶阳性细胞。

(4)免疫表型分析:该型免疫表型较复杂,一般存在四个细胞群。粒、单核两系原始细胞表达 CD34、CD117 和 MPO;具有粒系特征的细胞群一般表达 CD34、MPO、CD13、CD33 和 CD15;具有单核系特征的细胞群一般表达 CD4、CD14、CD11b、CD11c、CD64、CD36 及溶菌酶阳性;嗜酸性粒细胞表达 MPO 和 CD9,不表达 CD16。

(5)细胞遗传学和分子生物学检验:白血病细胞具有 inv(16)(p13.1;q22)或 t(16;16)(p13.1;q22),以前者为多见。16q22 上的 CBFβ 基因与 16p13.1 的 MYH11 基因发生交互重排,形成 CBFβ-MYH11 融合基因。

3. 诊断 本型为伴有嗜酸性粒细胞增多的急性粒-单核细胞性白血病。除急性粒-单核细胞白血病的特征外,异常的嗜酸性粒细胞常大于或等于 5%,其胞质中充满粗大、橘黄色的嗜酸性颗粒,常伴有粗大深染的棕黑色异常颗粒。16 号染色体异常形成的 CBFβ-MYH11 融合基因为本病的诊断和鉴别诊断的特异性指标。

(三)急性早幼粒细胞白血病伴 t(15;17)(q22;q12);PML-RARα 及其变异易位亚型

1. 概述 急性早幼粒细胞白血病(acute promyelocytic leukemia,APL)是一种异常早幼粒细胞恶性增生,并具有重现性细胞遗传学 t(15;17)(q22;q12)和 PML-RARα 融合基因的急性髓系白血病。其形态学特征相当于 FAB 分型中的急性早幼粒细胞白血病 M$_3$ 型。临床上除有发热、感染、贫血和浸润等急性白血病的症状外，广泛而严重的出血常是本病的特点，以皮肤黏膜最明显，其次为胃肠道、泌尿道、呼吸道及阴道出血，颅内出血最为严重，是致死的原因之一。出血除血小板减少和功能异常外，还易并发弥散性血管内凝血（DIC），亦可发生原发性纤溶（primary fibrinolysis）亢进。染色体 t(15；17) 形成的 PML-RARα 融合基因是本病最特异的基因标志。此类白血病细胞可被全反式维甲酸（all trans retinoic acid，ATRA）、三氧化二砷诱导分化成熟，缓解率较高。

2. 实验室检查

（1）血象：白细胞常减少，部分病例可增多。分类可见异常早幼粒细胞，胞质易见 Auer 小体。红细胞和血红蛋白常明显减低。血小板计数中度至重度减低，多数为 $(10\sim30)\times10^9$/L。

（2）骨髓象：多数病例有核细胞增生明显活跃或极度活跃。红系增生受抑，巨核细胞和血小板明显减少。分类以颗粒增多的早幼粒细胞为主，可见到一定数量的原粒和中幼粒细胞，早幼粒细胞与原始粒细胞之比为 3：1 以上。异常早幼粒细胞易见，其胞质内可见长而粗大的 Auer 小体，有时呈多根堆积的柴捆样，故称之为"柴捆细胞"（faggot cell）颗粒增多的早幼粒细胞形态异常，细胞常大小不一，核形多不规则，呈肾形或双叶形；核染色质致密，有的可见模糊核仁；细胞质丰富，可见内外胞质现象，表现为细胞边缘部位的外胞质层颗粒稀少或无，并常见伪足样突起，而内胞质层（近核周）则颗粒密集。有的异常早幼粒细胞胞质中充满密集的紫红色嗜天青颗粒（粗颗粒型），有的异常早幼粒细胞则为细颗粒型或微颗粒型。FAB 分型法将急性早幼粒细胞白血病分为三种亚型。

①M_{3a}（粗颗粒型）：胞质中充满了粗大、深染、密集或融合的嗜苯胺蓝颗粒，或含较多的 Auer 小体，有时呈"柴捆"状，胞核常被颗粒遮盖而轮廓不清；

②M_{3b}（细颗粒型）：胞质中的嗜苯胺蓝颗粒细小、淡染而密集；

③M_{3v}（变异型）：胞质蓝染，颗粒稀少，胞核扭曲、折叠或分叶明显，易误认为是单核细胞。

（3）细胞化学染色：APL 白血病细胞 MPO 染色呈强阳性，但有极个别过氧化物酶缺乏的 APL 白血病细胞可呈弱阳性或阴性，也有极个别急性单核细胞白血病（acute monocytic leukemia AMoL）的 MPO 染色呈强阳性，因此形态疑似 APL 或 AMoL 者，应做 α-NAE 染色和氟化钠抑制实验。

（4）免疫表型分析：APL 中异常早幼粒细胞表达 CD13、CD33、CD117，低比例表达或不表达 CD34、HLA-DR、CD15、CD11b、CD11c 和 CD16。

（5）细胞遗传学和分子生物学检验：常规染色体检查、FISH 和 Q-PCR 技术对于该亚型中的异常染色体和融合基因检出率高。APL 遗传学改变以 t(15；17)(q22；q12)；PML-RARα 为主，占 90% 之多，尚有少数病例为变异型遗传学异常。

3. 诊断　骨髓中以颗粒增多的异常早幼粒细胞增生为主，≥20%（NEC），异常早幼粒细胞胞体大小不一，核形多不规则。胞质丰富，胞质中充满密集的紫红色嗜天青颗粒，可见 Auer 小体，呈"柴捆"样排列。细胞化学染色，MPO 染色呈强阳性。特异性细胞遗传学指标为 t(15；17)(q22；q12) 和 PML-RARα 融合基因。

在 M_{3b} 中，多数细胞的非特异性颗粒细小似尘样，甚至在光镜下颗粒看不清楚，细胞核常呈显著异形，此型很易误诊为 M_5、M_4 或 M_2，可借助于细胞化学染色、染色体和基因检查予以鉴别。

二、急性髓系白血病非特指型

急性髓系白血病非特指型（AML not otherwise specified，AML-NOS）是 AML 及相关前驱髓细胞肿瘤中的一种类型，其与伴重现性细胞遗传学异常的 AML 的不同是没有特异性染色体或基因异常。急性髓系白血病非特指型中各亚型的分类主要依据白血病细胞形态学、细胞化学和免疫表型特征。WHO 分型与 FAB 分型主要的不同点是以骨髓或血涂片白血病原始细胞（blast）≥20%为形态学诊断的主要标准。当骨髓涂片有核细胞减少时，骨髓活检切片免疫组织化学染色中髓系白血病原始细胞（blast）≥20%，也可做出 AML 的诊断。AML-NOS 包含一组不同类型的 AML，可以大致对照 FAB 分型的各亚型，它们在形态学、细胞化学和免疫表型等方面相互联系。

（一）急性髓系白血病微分化型

1. 概述　急性髓系白血病微分化型（AML with minimal differentiation）是指形态学和细胞化学不能提供髓系分化的证据，但可以通过免疫学标志和（或）超微结构检查（包括超微结构细胞化学）证实原始细胞髓系特征的 AML。此型发病率较低，占 AML 的 2%～3%，各年龄段均可见，但以婴幼儿和老年人居多，肝、脾、淋巴结肿大不明显，治疗效果差，生存期短。骨髓细胞形态学特征大致相当于 FAB 分型中的急性非淋巴细胞白血病（M_0 型）。

2. 实验室检查

（1）血象：白细胞常增高，部分病例可减低，分类可见原始细胞、少量幼粒细胞、幼红细胞。红细胞和血红蛋白明显减少，血小板计数明显减低。

（2）骨髓象：有核细胞多增生明显活跃或极度活跃。髓系原始细胞≥20%，高者甚至可达90%以上，原始细胞中等大小，胞质量较少、嗜碱性强、无颗粒；细胞核圆形或轻微不规则、核染色质弥散、有 1～2 个核仁。也可见类似原始淋巴细胞的原始细胞，细胞较小，胞质量较少，核染色质聚集，核仁不明显，易误诊为急性淋巴细胞白血病。此类原始细胞大致相当于髓系造血干细胞或祖细胞阶段，不宜归为粒系、单核系或巨核系中的某种原始细胞。胞质内无 Auer 小体，如有 Auer 小体，应诊断为 AML 无成熟型。红系、巨核系有不同程度抑制。

（3）细胞化学染色：原始细胞 MPO 和 SBB 染色呈阴性或阳性，阳性率常小于 3%，PAS 和酯酶染色阴性或弱阳性，电镜 MPO 染色原始细胞可呈阳性。

（4）免疫表型分析：原始细胞通常表达早期造血细胞相关抗原（如 CD34、CD38 和 HLA-DR）以及 CD13 和（或）CD117，大约 60% 病例表达 CD33。缺乏髓系和单核系细胞成熟相关抗原以及 T 和 B 细胞相关的淋巴系抗原的表达，部分病例表达 CD7。流式细胞术或免疫细胞化学检查可有部分原始细胞 MPO 阳性。大约 50% 的病例 TdT 阳性。免疫表型分析对于该亚型白血病的鉴别诊断必不可少。

（5）细胞遗传学和分子生物学检验：染色体核型异常的发生率高达 58%～81%，复杂异常发生率可达 42%。常见的异常包括−7/7q⁻ 和（或）−5/5q⁻，以及 8、4、13 号染色体三体，染色体异常提示其预后较差。部分病例可检测到 Flt-3 突变，提示预后欠佳。

3. 诊断　异常增生细胞形态学上呈原始细胞特征≥20%，细胞形态学和光学显微镜细胞化学染色不能提供髓系分化证据，免疫表型和超微结构检查可证实原始细胞髓系特征。原始细胞中等大小，胞质量较少、嗜碱性强、无颗粒，无 Auer 小体，核仁明显，类似 FAB 分型中急淋的 L_2 型。细胞化学染色，MPO 和 SBB 阳性率常小于 3%。免疫学检查，髓系早期标志

CD33 和(或)CD13 可呈阳性,淋巴系抗原呈阴性,电镜 MPO 阳性。

(二)急性髓系白血病无成熟型

1. 概述 急性髓系白血病无成熟型(AML without maturation)是一种骨髓中向粒系方向分化的原始细胞显著增生,但缺乏粒系方向进一步发育、成熟证据的 AML。原始细胞的粒系性质可通过 MPO 或 SBB 细胞化学染色(阳性率≥3%)来确认。该亚型占 AML 的 5%～10%,多见于成年人,除具有急性白血病的共同表现外,还有以下特征:①多数起病急骤,进展迅速,病情凶险,常伴有严重感染、发热、出血、贫血,口腔和咽喉常有炎症、溃疡或坏死;②肝、脾及淋巴结肿大,但程度轻,较急淋少见,常出现中枢神经系统浸润;③绿色瘤常见于此型,多见于儿童和青壮年,典型表现为骨膜下绿色肿瘤。此型骨髓细胞形态学、细胞化学和免疫表型等特征大致相当于 FAB 分型方案中的 AML-M_1 型。

2. 实验室检查

(1)血象:白细胞常增高,以(10～50)×10^9/L 多见,部分病例可正常或减低。易见原始粒细胞,有时高达 90%以上,可见 Auer 小体。红细胞和血红蛋白常明显减低。血小板常明显减低。

(2)骨髓象:有核细胞增生明显活跃或极度活跃,少数可以增生活跃或减低。粒系增生明显活跃或极度活跃,以原始粒细胞(Ⅰ型和Ⅱ型)明显增多为最主要的形态学特征,比值≥90%(NEC)。原始粒细胞可出现多种畸变,胞体大小不一,胞质量不定,胞质中含有数量不等的嗜天青颗粒,偶见空泡和 Auer 小体。见小原始粒细胞,其胞体小,类似淋巴细胞,胞核圆形,核染色质呈细颗粒状,较正常原始粒细胞密集,核仁 1～2 个,胞质少,有伪足。早幼粒细胞很少,中幼粒细胞及以下各阶段粒细胞罕见或不见。红系增生常受抑,各阶段幼红细胞比值减少。巨核细胞常减少,血小板明显减少。

(3)细胞化学染色(MPO 或 SBB 染色):呈阳性的原始细胞数量常≥3%;α-NAE 染色呈阴性或弱阳性反应,阳性不被氟化钠抑制;PAS 染色少数原始细胞胞质呈红色弥漫性阳性反应,大部分原始细胞呈阴性。

(4)免疫表型分析:原始细胞表达一个或多个髓系相关抗原如 CD13、CD33、CD117、CD34 和 HLA-DR。部分病例可表达 CD11b。部分细胞表达 MPO,为该亚型最重要的标志之一。约 1/3 病例表达 CD7,少数病例(<10%)可表达淋巴系相关标志,如 CD2、CD4、CD19 和 CD56。

(5)细胞遗传学和分子生物学检验:部分可见 Ph 染色体 t(9;22)、inv(3)(q21;q26)、+8、-5 和-7 等染色体异常。部分病例可检测到 BCR-ABL 融合基因,提示预后不良。

3. 诊断 ①符合急性白血病诊断标准;②骨髓中原始粒细胞(Ⅰ型＋Ⅱ型)≥90%(NEC),伴形态异常,早幼粒及以下各阶段粒细胞或单核细胞<10%;③MPO 或 SBB 阳性的原始细胞>3%;④依免疫表型特点与 ALL 鉴别。

(三)急性髓系白血病成熟型

1. 概述 急性髓系白血病成熟型(AML with maturation)是一种常见的 AML。表现为骨髓或外周血原始粒细胞增加,并伴有粒细胞成熟的证据,但骨髓中单核细胞<20%。本病发病率占 AML 的 10%左右,好发于青年和老年人。此亚型的骨髓细胞形态学、细胞化学和免疫表型等特征大致相当于 FAB 分型方案中的急性非淋巴细胞白血病(M_{2a}型)。

2.实验室检查

(1)血象:白细胞计数常增高,部分病例可减低。可见原始粒细胞及各阶段幼粒细胞。有些病例可见有核红细胞。红细胞、血红蛋白和血小板常明显减少。

(2)骨髓象:有核细胞增生明显活跃或极度活跃,少数增生活跃甚至减低。粒系增生明显活跃至极度活跃,原始粒细胞≥20%,但小于90%,胞质内可见 Auer 小体。原始粒细胞表现为大小异常,形态多变,胞体畸形,有瘤状突起,胞核形态异常,如凹陷、扭曲、折叠,呈肾形、分叶等,也可表现为核发育迟缓,胞质内有少数嗜苯胺蓝颗粒。有些病例出现小原始粒细胞,易被误认为原淋巴细胞。细胞退行性变多见,如胞核与胞质内出现空泡变性、胞体模糊、胞膜消失、胞核固缩、结构紊乱等。早幼粒及以下阶段粒细胞容易见到,比值≥10%。单核细胞<20%(如骨髓单核细胞≥20%则归为急性粒-单核细胞白血病)。红系增生常受抑,巨核细胞常减少,血小板明显减少。

(3)细胞化学染色:MPO 与 SBB 染色呈阳性或强阳性反应;醋酸 AS-D 萘酚酯酶染色(NAS-DCE)呈阳性反应;α-NAE 可呈阳性或弱阳性反应,且不被氟化钠抑制。

(4)免疫表型分析:原始细胞常表达早期造血细胞相关的抗原标志,如 CD34 和(或)CD117、HLA-DR。大多数原始细胞表达髓系共同抗原 CD13 和 CD33 以及粒系分化成熟的抗原标志,如 CD11b 和 CD15。

(5)细胞遗传学和分子生物学检验:可检测到 AML 常伴有的染色体异常,如+8、-5/5q$^-$、-7/7q$^-$、20q$^-$ 及+21、Ph+/BCR-ABL,但无特异性重现性染色体异常。

3.诊断 ①符合急性白血病诊断标准;②骨髓中原始粒细胞(Ⅰ型+Ⅱ型)≥20%,但小于90%,并伴有形态异常,早幼粒细胞以下阶段细胞>10%,单核细胞<20%;③可进一步以免疫表型特点与 ALL 鉴别。

(四)急性粒-单核细胞白血病

1.概述 急性粒-单核细胞白血病(acute myelomonocytic leukemia,AMMoL)是一种以粒系和单核系前体细胞共同增殖为特征的 AML。本病发病率占 AML 的 5%~10%,可见于各年龄段,但多见于中、老年人。患者表现为中至重度贫血,易见单核细胞浸润,如肝脾肿大明显、牙龈肿胀,也容易合并中枢神经系统白血病。骨髓细胞形态学、细胞化学和免疫表型等特征相当于 FAB 分型中的急性髓系白血病 M$_4$ 型。

2.实验室检查

(1)血象:白细胞常增高,部分病例可正常或减低。可见原始及幼稚阶段的粒细胞和单核细胞,原始细胞(包括幼稚单核细胞)可大于或等于20%。红细胞、血红蛋白和血小板常明显减少。

(2)骨髓象:有核细胞增生明显活跃或极度活跃。粒、单核两系同时增生。原始细胞明显增多,比值≥20%,且有证据表明存在粒系和单核系两个方向的分化,即中性粒细胞及其前体细胞、单核细胞及其前体细胞分别大于或等于20%。白血病细胞可见两种类型:①异质性白血病细胞增生型:白血病细胞有两类,分别具有粒系、单核系形态学特征;②同质性白血病细胞增生型:白血病细胞为一类细胞,同时具有粒系及单核系特征。原始和幼稚单核细胞胞质丰富,呈中度或强嗜碱性,可见散在分布的嗜天青颗粒和空泡变性,并可出现伪足。原始单核细胞胞核通常呈圆形,染色质细致,有一个或多个大而明显的核仁。部分病例胞质中可见细长 Auer 小体,幼稚单核细胞核形不规则,呈明显扭曲、折叠。红系和巨核系增生常受抑,血小板减少。

(3)细胞化学染色:对鉴别粒系和单核系早期细胞有重要意义。①MPO染色:原始单核细胞和幼稚单核细胞呈阴性或弱阳性反应,而原始粒细胞呈弱阳性或阳性反应;②NAS-DCE染色:原始、幼稚和成熟粒细胞呈阳性(红色颗粒),单核系细胞呈阴性;③α-NAE染色:单核细胞呈阳性反应并可被氟化钠抑制。即使α-NAE阴性,如果细胞形态和MPO染色符合急性粒-单核细胞白血病的特点,也不能排除此型;④酯酶双染色:可在同一骨髓涂片中同时显示粒系和单核系白血病细胞的两种不同颜色的阳性反应,甚至同一白血病细胞显示双阳性反应。

(4)免疫表型分析:表型较为复杂,白血病细胞主要表达粒系、单核系抗原。可有几个表型不同的细胞群:早期原始细胞表达CD34和(或)CD117,大多数情况下表达HLA-DR,约30%表达CD7;髓系细胞表达CD13、CD33和CD15;单核系细胞表达CD4、CD11b、CD11c、CD14、CD36和CD64,可表达巨噬细胞特异性抗原CD68(PGM1)和CD163,共表达CD15和高强度表达CD64是单核细胞分化的特异性免疫标志。

(5)细胞遗传学和分子生物学检验:大多数病例有髓系相关的非特异性细胞遗传学异常,如+8。

3.诊断 ①符合急性白血病诊断标准;②骨髓中原始粒细胞、原始单核细胞和幼稚单核细胞异常增生。中性粒细胞及其前体细胞、单核细胞及其前体细胞均大于或等于20%;③可进一步以免疫表型、遗传学和分子生物学特点与AML特指类型进行鉴别。

(五)急性原始单核细胞和单核细胞白血病

1.概述 急性原始单核细胞和单核细胞白血病(acute monoblastic/monocytic leukemia,AMoL)是一种骨髓或外周血中白血病性单核细胞恶性增殖的AML。骨髓或血涂片中白血病性原始单核细胞、幼稚单核细胞和单核细胞之和可大于80%,粒系细胞<20%。AMoL包括急性原始单核细胞白血病(acute monoblastic leukemia)和急性单核细胞白血病(acute monocytic leukemia)两个亚型,前者白血病性原始单核细胞≥80%,常见于年轻患者,后者常见于中、老年患者。患者常有肝脾肿大、关节肿胀,易并发中枢神经系统白血病。形态学相当于FAB分型方案中的急性髓系白血病M_5型。

2.实验室检查

(1)血象:白细胞常明显增高,部分病例可减低。可见原始和幼稚单核细胞。红细胞、血红蛋白和血小板常减少。

(2)骨髓象:有核细胞增生明显活跃或极度活跃,少数活跃。急性原始单核细胞白血病原始单核细胞≥80%,呈圆形,染色质细致,有1~3个大而明显的畸形核仁;细胞质丰富,呈蓝色或灰蓝色,并且有伪足形成,Auer小体较少见。其形态学特征相当于FAB分型中的急性髓系白血病M_{5a}型。急性单核细胞白血病以幼稚单核细胞为主。胞体圆形或椭圆形;核形不规则,呈明显扭曲折叠,核染色质细致疏松,核仁1~3个;胞质呈灰蓝色,有时颗粒较多,部分细胞可见空泡,有明显伪足,外层胞质呈淡蓝色,常有较多细小的嗜天青颗粒。可见Auer小体。其形态学特征相当于FAB分型中的急性髓系白血病M_{5b}。两种类型的单核细胞白血病中红系细胞和粒系细胞增生多受抑制,巨核细胞常减少,血小板明显减少。

(3)细胞化学染色:①MPO、SBB染色:原始单核细胞呈阴性或弱阳性,幼稚单核细胞多呈弱阳性;②PAS染色:约半数原始单核细胞呈阴性,约半数呈细粒状或粉红色弱阳性反应,幼稚单核细胞多数呈阳性反应;③酯酶染色:非特异性酯酶染色阳性,可被氟化钠抑制,其中α-丁酸萘酚酯酶(α-NBE)染色的诊断价值较大,但有10%～20%的病例非特异性酯酶染色呈阴性或弱阳性,此时需通过免疫分型来确定其单核细胞来源。

(4)免疫表型分析:白血病性原始、幼稚单核细胞可表达早期造血细胞抗原CD34和CD117,几乎所有病例均表达HLA-DR;同时可表达其他髓系标志,如CD13和CD15,高表达CD33;一般至少表达两种单核系分化的抗原标志,如CD4、CD11b、CD11c、CD14、CD36、CD64和CD68。通常原始单核细胞白血病很少表达MPO,而单核细胞白血病细胞MPO可呈阳性。部分病例可异常表达CD7和(或)CD56。

(5)细胞遗传学和分子生物学检验:在急性原始单核细胞白血病的原始单核细胞中,若见到吞噬红细胞现象,通常提示与t(8;16)(p11.2;p13.3)有关,该染色体易位可形成MOZ-CBP融合基因,但这种异常也可见于AML成熟型。

3.诊断 ①符合急性白血病诊断标准,临床上有明显浸润症状;②骨髓中原始单核、幼稚单核细胞异常增生,原始单核细胞≥80%(NEC),可诊断为急性原始单核细胞白血病(形态学特征相当于FAB M_{5a});原始单核细胞<80%,原始单核＋幼稚单核细胞>30%(NEC),可诊断为急性单核细胞白血病(形态学特征相当于FAB M_{5b});③白血病细胞α-丁酸萘酚酯酶阳性而确诊为单核细胞性白血病。

(六)急性红白血病

1.概述 急性红白血病(acute erythroid leukemia,AEL)是以红系恶性增殖为主的AML。根据是否存在髓系原始细胞(粒系或单核系)异常增生,可分为红白血病(erythroleukemia,EL)和纯红系白血病(pure erythroid leukemia,PEL)。红白血病是红系及粒系(或单核系)两系同时恶性增生的疾病。骨髓中红系细胞≥50%,非红系原始细胞≥20%(NEC);纯红系白血病为幼稚型红细胞系肿瘤性增生≥80%,没有明显的其他髓系原始细胞成分的证据。

2.实验室检查

(1)血象:白细胞常增高,部分病例可减低。可见各阶段的幼红细胞,以中、晚幼红细胞为主,有时可见原始和早幼红细胞,可见嗜碱性点彩红细胞、靶形红细胞和其他异常形态红细胞。红细胞、血红蛋白和血小板常明显减少。

(2)骨髓象:有核细胞增生明显活跃或极度活跃,少数增生活跃。常分为红白血病阶段和纯红系白血病阶段。

EL:红系和粒系(或单核系)细胞同时呈恶性增殖。髓系早期细胞可以是原始粒细胞或原始、幼稚单核细胞,比例≥20%(NEC),有核红细胞比例≥50%。大部分病例以异常中、晚幼红细胞为主,原红和早幼红细胞亦增多,幼红细胞常伴有明显的形态异常,如巨幼样变、核分叶、多核、核碎裂、核质发育不平衡等。部分原始细胞可见Auer小体。

PEL:原红和早幼红细胞多见,红系早期细胞呈肿瘤性增生,比例≥80%。原红和早幼红细胞胞体变大,胞核圆形,可见双核或多核,染色质细致,有1个或多个核仁,胞质呈深蓝色,常含有分界不清的空泡,边缘可见伪足。中、晚幼红细胞常有形态异常,如类巨幼样变、核碎裂、双核和畸形核等。粒系和单核系增生常受抑,巨核细胞常减少,血小板明显减少。

(3)细胞化学染色:幼红细胞PAS常呈强阳性反应,多呈粗颗粒、块状、环状或弥漫状分布,积分明显增高;成熟中性粒细胞反应比正常人减低,淋巴细胞PAS反应增强。原始粒细胞 MPO、SBB 染色阳性,原始单核细胞、幼稚单核细胞呈阴性或弱阳性反应。

(4)免疫表型分析:有核红细胞通常缺乏髓系相关标志,不表达 MPO;较成熟的有核红细胞表达血型糖蛋白 A(Gly-A)。原始红细胞常不表达 CD34、HLA-DR 和 MPO,可表达 CD117,低强度表达 CD71。红系早期细胞可表达 CD36,但非特异性,该抗原也可在单核系和巨核系中表达。

(5)细胞遗传学和分子生物学检验:可有复杂染色体异常,如$-5/5q^-$、$-7/7q^-$、$+8$ 等。

3. 诊断与鉴别诊断

(1)诊断:红白血病骨髓增生明显活跃或极度活跃,EL 诊断标准:幼红细胞≥50%,并伴有形态异常,PAS 染色阳性,原始粒细胞或原始单核＋幼稚单核细胞比例≥20%(NEC)。PEL 诊断标准:骨髓中有核红细胞>80%,并伴有形态异常,PAS 染色阳性。血型糖蛋白 A 的表达有助于本病的诊断。

(2)鉴别诊断:本病应与骨髓增生异常综合征和巨幼细胞贫血进行鉴别(表 1-3)。

表 1-3　红白血病与骨髓增生异常综合征、巨幼细胞贫血的鉴别

鉴别要点	红白血病	骨髓增生异常综合征	巨幼细胞贫血
红系巨幼样变	较明显	较明显	明显
红系多核、核畸形等改变	较易见	较易见	少见
有核红胞 PAS 反应	多强阳性	阳性	阴性
原始粒细胞(或原始、幼稚单核细胞)	≥20%(NEC)	可增加	正常
巨核细胞减少或病态造血	明显	较易见	不明显

(七)急性原始巨核细胞白血病

1. 概述　急性原始巨核细胞白血病(acute megakaryoblastic leukemia,AMKL)是巨核细胞恶性增生的一种少见类型白血病。骨髓中原始细胞≥20%,而且至少 50% 为巨核系原始细胞。儿童和成人均可发病,发病率在所有 AML 中不足 5%,FAB 协作组将此型命名为 M_7 型。其主要临床表现类似于其他 AML,常以贫血和发热起病,肝、脾及淋巴结不肿大,少数肿大者较轻微。易伴发骨髓纤维化,因此可出现骨髓干抽现象。常规细胞形态学和细胞化学染色难以确诊,需借助免疫学检查(检测 CD41、CD42、CD61 和 PPO)技术来明确诊断。

2. 实验室检查

(1)血象:常见全血细胞减少,白细胞常减低,部分病例可增高。血涂片中可见到类似淋巴细胞的小巨核细胞,易见到畸形和巨大血小板。红细胞、血红蛋白和血小板常明显减少。

(2)骨髓象:有核细胞增生活跃或明显活跃。巨核系细胞异常增生,骨髓原始细胞≥20%,其中巨核系原始细胞≥50%。可见小原始巨核细胞,其形态类似于小淋巴细胞,多数直径为 12～18 μm,少数达 20 μm,胞体呈圆形或不规则形;染色质粗而浓集,多数核仁不明显,偶见蓝染的核仁;胞质蓝色或灰蓝色不透明,可有伪足样突起。幼稚巨核细胞也增多,体积较原始巨核细胞略大,胞质易脱落成大小不一的碎片。血小板易见,形态明显异常,常可见巨大血小板。红系增生常受抑。

(3)细胞化学染色:①MPO 染色:原始巨核细胞呈阴性;②α-NAE 染色:原始巨核细胞和血小板胞质中出现点状或块状阳性,不被氟化钠抑制;③PAS 染色:原始巨核细胞胞质中出现大小不一、粗细不等的紫红色阳性颗粒。超微结构检查对识别巨核细胞有重要意义,原始和幼稚巨核细胞的血小板过氧化物酶(platelet-peroxidase,PPO)呈阳性反应。

(4)免疫表型分析:免疫表型分析是急性原始巨核细胞白血病的必检项目:巨核细胞表达

一种或多种血小板糖蛋白,包括 CD41 和(或)CD61、CD36 和 vWF。检测胞质 CD41 或 CD61 比检测膜表面 CD41 或 CD61 更加特异和敏感。较少表达更成熟的血小板相关抗原 CD42。不表达 MPO,可表达髓系相关抗原 CD13 和 CD33。原始细胞通常不表达 CD34、CD45 和 HLA-DR,尤其在儿童病例,亦不表达淋巴系标志如 TdT,但可异常表达 CD7。对于发生骨髓纤维化病例,骨髓活检切片中原始细胞的免疫表型对诊断尤为重要。

(5)细胞遗传学和分子生物学检验:可有 inv(3)或 del(3);＋8、＋21 染色体异常。

3. 诊断　外周血可见原始巨核细胞(小巨核细胞),骨髓中原始细胞≥20％,其中巨核系原始细胞≥50％。原始巨核细胞可通过电镜 PPO 检查、单克隆抗体(CD41、CD61、CD42)检查等证实。骨髓中常有纤维组织增生,穿刺往往为干抽。骨髓活检发现原始巨核细胞增多,网状纤维增加。

第五节　骨髓增生异常综合征

骨髓增生异常综合征(myelodysplastic syndrome,MDS)是一组获得性、造血功能严重紊乱的克隆性造血干细胞疾病。其特征为单纯髓系或多系血细胞发育异常和无效造血,造成外周血细胞数量减少、功能及形态异常,以及急性髓系白血病发病风险增高。最终可丧失分化成熟能力而演变成急性白血病(绝大多数为 AML,少数为 ALL)。

MDS 多发生于老年人,多数患者无确切病因,为原发性,少数常与烷化剂、放射性核素及有机溶剂等密切接触有关即为继发性 MDS。男性多于女性,本病主要表现为不明原因的难治性慢性进行性血细胞减少,伴骨髓增生及病态造血,病程中常易发生致死性感染和出血。部分患者病情较稳定,表现为长期"良性病程",1/3 以上的患者在数月至数年或更长时间发展为急性髓系白血病,故本病曾称为造血组织异常增生症、低原始细胞白血病、白血病前期等。

1982 年 FAB 协作组主要依据患者外周血及骨髓中原始细胞比例、发育异常的类型及程度,以及环形铁粒幼红细胞的数量等特征将 MDS 分为 5 个类型(表 1-4),即难治性贫血(re-fractory anemia,RA)、难治性贫血伴环形铁粒幼红细胞(RA with ring sideroblasts,RARS)、原始细胞增多的难治性贫血(RA with an excess of blast,RAEB)、转化中的原始细胞增多的难治性贫血(RAEB in transformation,RAEB-T)和慢性粒-单核细胞白血病(chronic my-elomonocytic leukemia,CMML)。FAB 分型方案在临床工作中沿用多年,但形态学分型对于治疗、预后等判断具有局限性。WHO 在该分型的基础上进行了几次修订,综合了形态学、免疫学、遗传学及分子生物学等特征,使分型更接近于疾病本质(表 1-5)。

表 1-4　MDS 的诊断及分型标准(FAB,1982 年)

亚型	原始粒细胞		骨髓环形铁粒幼红细胞 (％)*	外周血中单核细胞 (×10⁹/L)	Auer 小体♯
	骨髓中	外周血			
RA	＞5	＜1	＜15	不定	(一)
RARS	＞5	＜1	＞15	不定	(一)
RAEB	5～20	＜5	±	＜1	(一)
RAEB-T	21～30	≥5	±	＜1	(±)
CMML	5～20	＜5	±	＞1	(一)

注:* 占红系细胞的百分比;♯ 见到 Auer 小体,即使其他条件不符合,亦诊断为 RAEB-T

表 1-5　MDS 的分型标准(WHO,2008 年)

亚型	血象	骨髓象
RCUD(RA、RN、RT)	单系减少或两系细胞减少①,无或偶见原始细胞(1%)②	单系发育异常细胞≥10%,原始细胞<5%
RARS	贫血,无或偶见原始细胞	仅红系发育异常,原始细胞<5%,环形铁粒幼红细胞≥15%
RCMD	单系或多系血细胞减少,无或偶见原始细胞(<1%)②,无 Auer 小体,单核细胞<1×10⁹/L	两系或三系发育异常细胞≥10%,原始细胞<5%,无 Auer 小体,±环形铁粒幼红细胞<15%
RAEB-1	单系或多系血细胞减少,原始细胞<5%②,无 Auer 小体,单核细胞<1×10⁹/L	单系或多系增生异常,原始细胞 5%~9%②,无 Auer 小体
RAEB-2	单系或多系血细胞减少,原始细胞 5%~19%,无或有 Auer 小体③,单核细胞<1×10⁹/L	单系或多系发育异常,原始细胞 10%~19%,无或有 Auer 小体③
MDS-U	多系血细胞减少,原始细胞≤1%,无 Auer 小体	单系或多系的发育异常细胞<10%,但伴有典型的 MDS 细胞遗传学异常,原始细胞<5%
MDS 5q⁻	贫血,血小板正常或增多,无或偶见原始细胞(<1%)	巨核细胞计数正常或增多伴分叶过少,原始细胞<5%,孤立性 5q⁻ 细胞遗传学异常,无 Auer 小体

注:①偶见两系细胞减少,如全血细胞减少,应归为 MDS-U;②如骨髓中原始细胞<5%,而外周血原始细胞为 2%~4%,诊断为 RAEB-1;外周血原始细胞为 1%,其余特征符合 RCUD 和 RCMD 的患者应归于 MDS-U;③有 Auer 小体,而外周血原始细胞<5% 和骨髓原始细胞<10% 的患者应归于 RAEB-2

一、难治性血细胞减少伴单系发育异常

(一)概述

难治性血细胞减少伴单系发育异常(refractory cytopenia with unilineage dysplasia,RCUD)为单一系列细胞发育异常的难治性血细胞减少的 MDS,包括难治性贫血(refractory anemia,RA)、难治性中性粒细胞减少(refractory neutropenia,RN)和难治性血小板减少(refractory thrombocytopenia,RT)。RCUD 占所有 MDS 的 10%~20%,多见于老年人,以 RA 为主,RN 和 RT 罕见。本病病因未明,可能与多能干细胞缺陷有关。

(二)实验室检查

1. 血象　呈正细胞正色素性或大细胞正色素性贫血的特点,可见大小不均及数量不等的异形红细胞;髓系原始细胞罕见(<1%);中性粒细胞和血小板形态及数量多正常,有时可见一定程度的中性粒细胞或血小板减少。

2. 骨髓象

(1)RA:幼红细胞可从减少到显著增多,红系可有轻度到中度的发育异常,计数 100 个幼红细胞,异常细胞比例≥10%。红系发育异常主要表现有:①核异常,可见核出芽、核间桥联、核碎裂、多核及类巨幼样变;②胞质异常,可见空泡形成;③幼红细胞中可见环形铁粒幼红细胞,但比例<15%;④髓系原始细胞<5%,中性粒细胞和巨核细胞正常或有轻度发育异常。

(2)RN:以粒系发育异常为主要特征,主要表现为中性粒细胞核分叶过少及胞质颗粒过少,数量≥10%;其他髓系细胞可无明显异常。

(3)RT:以巨核系发育异常为主要特征,可见低分叶、双核或多核巨核细胞及小巨核细胞;计数 30 个巨核细胞,异常细胞≥10%;其他髓系细胞可无明显异常。

3. 细胞化学染色　铁染色环形铁粒幼红细胞≥15%；RA患者部分有核红细胞PAS染色呈弥散状或颗粒状阳性，并与病情进展程度呈正相关。

4. 骨髓活检　骨髓活检对于MDS的诊断具有一定价值。

5. 免疫表型分析　红系细胞可检测到异常表型改变。

6. 细胞遗传学和分子生物学检验　50%以上的RA患者可检出克隆性染色体异常，常见的有del(20q)、+8及5号和(或)7号染色体的异常，但特异性较低。

二、难治性贫血伴环形铁粒幼红细胞

（一）概述

难治性贫血伴环形铁粒幼红细胞(refractory anemia with ring sideroblasts，RARS)的典型特征为贫血伴红系细胞发育异常，且骨髓中环形铁粒幼红细胞≥15%；粒系、巨核系细胞无明显发育异常。RARS多见于老年人，主要表现为贫血，同时伴有铁负荷过多症状；部分患者可伴有血小板或中性粒细胞减少。诊断时需排除先天性铁粒幼细胞贫血或由于酒精、毒性物质(铅和苯)、药物(异烟肼)、铜缺乏等因素所导致的继发性环形铁粒幼红细胞增多。

（二）实验室检查

1. 血象　呈大细胞正色素或正细胞正色素性贫血。红细胞呈双形性，多数呈正色素，少数呈低色素。一般无原始细胞。

2 骨髓象　主要表现为幼红细胞增多伴红系发育异常，常见核分叶及巨幼样变，粒系和巨核系无明显异常。骨髓原始细胞<5%；骨髓涂片中环形铁粒幼红细胞≥15%。

3. 免疫表型分析　红系细胞可检测到异常表型改变。

4. 细胞遗传学和分子生物学　5%～20%的RARS患者可见克隆性染色体异常，通常仅涉及一条染色体的改变。

三、难治性血细胞减少伴多系发育异常

（一）概述

难治性血细胞减少伴多系发育异常(refractory cytopenia with multilineage dysplasia，RCMD)的特征是单系或多系血细胞减少，伴两系以上的髓系细胞发育异常。多见于老年人，约占MDS患者的30%。

（二）实验室检查

1. 血象　单系或多系血细胞减少，无或有极少量(<1%)的原始细胞，无Auer小体，单核细胞<$1×10^9$/L。

2. 骨髓象　骨髓增生明显活跃，两系或两系以上髓系细胞发育异常。髓系原始细胞<5%，中性粒细胞发育异常，特征为胞质颗粒稀少、胞核分叶过少、核染色质明显聚集(假Pelger-Huët)。部分病例红系发育异常显著。巨核细胞发育异常表现为核不分叶或分叶少、双核或多核；小巨核细胞(体积近似或小于早幼粒细胞，不分叶或分两叶)是巨核系病态造血最可靠和最常见的特征。

3. 细胞化学染色　部分有核红细胞PAS染色可呈阳性；骨髓原始细胞比例高时，MPO染色有助于原始细胞的判断。

4.骨髓活检 可见 ALIP$^+$,有助于骨髓涂片中原始细胞无明显增高 RCMD 的诊断。

5.免疫表型分析 无特征性免疫表型改变。

6.细胞遗传学和分子生物学检验 约 50% 的 RCMD 患者可见克隆性染色体异常,包括 +8、-7、del(7q)、-5、del(5q)、del(20q)及其他复杂核型异常。

四、难治性贫血伴原始细胞增多

（一）概述

难治性贫血伴原始细胞增多（refractory anemia with excess of blasts,RAEB）的主要特征为骨髓中原始细胞为 5%～19%,或外周血中原始细胞占 2%～19%。按照生存率及急性白血病的转化率的不同,可将其分为两个亚型:①RAEB-1:外周血原始细胞为 2%～4%,或骨髓原始细胞占 5%～9%;②RAEB-2:外周血原始细胞为 5%～19%,或骨髓原始细胞占 10%～19%。如出现 Auer 小体,即便原始细胞在相关标准以下也归类为 RAEB-2。RAEB 主要见于 50 岁以上人群,占 MDS 患者的 40% 以上。

（二）实验室检查

1.血象 常见三系细胞异常。髓系原始细胞比例>1%,中性粒细胞可见胞质颗粒少、核分叶过少或过多;红细胞大小不均;可见巨大血小板、畸形血小板、微小巨核细胞等。

2.骨髓象 增生明显活跃,伴不同程度的发育异常。粒系异常包括核假 Pelger-Huët、分叶过多,胞质颗粒过少、假 Chediak-Higashi 颗粒等;幼红细胞可见核分叶、多核、核间桥联及巨幼样变等;可见分叶少的小巨核细胞。

3.骨髓活检 骨髓活检可见 ALIP$^+$。如骨小梁旁出现大片或弥漫分布的原始细胞,则病情已进展至 AML 状态。

4.免疫表型分析 原始细胞表达一系或多系抗原,包括 CD34、CD117、CD38、HLA-DR 及 CD13、CD33;还可见成熟粒细胞抗原 CD15、CD11b 和（或）CD65 的不同步表达;部分病例可异常表达 CD7 及 CD56。

5.细胞遗传学和分子生物学检验 30%～50% 的患者可有克隆性染色体异常,包括 +8、-5、del(5q)、-7、del(7q)及 del(20q)。部分患者还可见复杂核型,一般预后较差。如出现 AML 特征性的染色体异常或基因异常,即便原始细胞比例不及 20%,也应诊断为 AML。

五、骨髓增生异常综合征伴孤立 5q 缺失

（一）概述

骨髓增生异常综合征伴孤立 5q 缺失（myelodysplastic syndrome with isolated del(5q)）又称"5q$^-$ 综合征"（5q$^-$ syndrome）,其特点为贫血或不伴其他细胞减少和（或）血小板增多,伴有单纯的 5q$^-$ 细胞遗传学异常。该病的发生可能与 5q 缺失区域的部分抑癌基因有关。多见于中老年女性,临床表现多与难治性贫血有关,感染和出血较少见,转变为白血病风险较小。

（二）实验室检查

1.血象 贫血多为大细胞性贫血。有轻度的白细胞减少,原始细胞偶见或<1%。约半数患者血小板明显增多。

2.骨髓象 增生明显活跃或正常,髓系原始细胞<5%,红系常增生减低。红系和粒系异

常现象较少见。巨核细胞增多且可见发育异常,表现为胞核分叶减少或不分叶。

3.免疫表型分析　无特征性免疫表型改变。

4.细胞遗传学和分子生物学检验　孤立的 5q 缺失为其特征,缺失的大小和断裂点的位置不定,但总有 q31～33 缺失。

第二章　微生物检验

第一节　球菌

　　球菌(coccus)是细菌中的一个大类,其大部分是不致病的腐生菌,对人致病的称病原性球菌(pathogenic cocci)。因其主要引起化脓性炎症,故又称为化脓性球菌(pyogenic coccus),主要为葡萄球菌属、链球菌属及奈瑟菌属的细菌。根据革兰染色结果不同,分为革兰阳性和革兰阴性球菌两大类,前者有葡萄球菌、链球菌、肺炎链球菌和肠球菌等;后者有脑膜炎奈瑟菌、淋病奈瑟菌等。

一、葡萄球菌

　　葡萄球菌属(Staphylococcus)为一群革兰阳性球菌,因其常堆积成葡萄串状而得名,是化脓性细菌中最常见者。广泛分布于自然界的水、空气、土壤中及物体表面,在人和动物体表及与外界相通的腔道中也存在葡萄球菌。正常人鼻咽部带菌率可达 50%,医务人员高达 80%,是医院内感染的重要细菌。本属包括 48 个种和亚种,其中金黄色葡萄球菌(S. aureus)为人类重要的病原菌,表皮葡萄球菌(S. epidermidis)和腐生葡萄球菌(S. saprophyticus)是人体正常菌群,可引起机会性感染。

　　(一)生物学性状

　　1.形态与染色　葡萄球菌呈球形或椭圆形,直径 $0.5\sim1.0$ μm,排列成葡萄串状(图 2-1)。金黄色葡萄球菌无芽胞,无鞭毛,除少数菌株外一般不形成荚膜。革兰染色阳性,衰老、死亡或被白细胞吞噬后,在抗菌药物的作用下某些菌株可呈阴性。

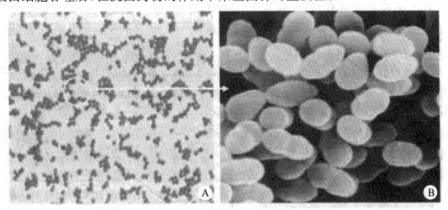

图 2-1　葡萄球菌的镜下所见

A. 光镜;B. 电镜

　　2.培养特性　营养要求不高,在普通培养基上生长良好,最适 pH 为 7.4,最适温度 37 ℃。为需氧或兼性厌氧菌。在普通培养基上形成直径 $1\sim2$ mm、隆起、表面光滑、圆形、有光泽、不透明、湿润、边缘整齐的菌落。能产生脂溶性色素而使菌落呈现金黄色,是金黄色葡萄球菌的重要特性,也可借此区别于产生柠檬色色素的腐生葡萄球菌和白色色素的表皮葡萄球菌。在血琼脂平板上,致病菌株菌落周围形成明显的完全透明溶血环(β溶血)。

3.生化反应 触酶试验阳性,可用于区分葡萄球菌和链球菌。致病株可分解甘露醇。多数葡萄球菌能分解葡萄糖、麦芽糖和蔗糖,产酸不产气。

4.抗原结构 抗原构造复杂,已发现30种以上,其化学组成有蛋白质抗原、多糖抗原和细胞壁的重要成分抗原,其中以葡萄球菌A蛋白较为重要。

(1)葡萄球菌A蛋白(Staphylococcal protein A,SPA):是一种表面蛋白,位于菌体表面,存在于90%以上的金黄色葡萄球菌细胞壁上,SPA是一种单链多肽,与肽聚糖共价结合,是完全抗原。能与人及多种哺乳动物血清中的IgG1、IgG2和IgG4的Fc段发生非特异性结合,结合后IgG分子的Fab段仍可同相应抗原分子发生特异性结合。采用含SPA的葡萄球菌作载体,结合特异性抗体,检测标本中相应抗原,称协同凝集试验,现已广泛用于多种微生物抗原的检出。此外,SPA与IgG结合后的复合物具有抗吞噬、激活补体、促细胞分裂、损伤血小板和引起超敏反应等多种生物学活性。

(2)荚膜抗原:宿主体内大多数金黄色葡萄球菌表面有荚膜多糖抗原,有利于细菌黏附到细胞或生物合成材料表面(如导管、人工关节、瓣膜等),与侵袭力有关。

5.抵抗力 在不形成芽胞的细菌中葡萄球菌抵抗力是很强的。在干燥的脓汁、痰液中存活2~3个月;加热60℃1小时或80℃30分钟才被杀死;耐盐性强,在含10%~15%的NaCl的培养基中仍可生长。近年来由于大量抗生素的应用,耐药菌株迅速增多,尤其是耐甲氧西林金黄色葡萄球菌(methicillin resistant S. aureus,MRSA)已经成为医院内感染最常见的致病菌。

(二)致病性与免疫性

金黄色葡萄球菌可产生多种外毒素与胞外酶,毒力强。

1.致病物质 其毒力因子包括:①侵袭性酶:有凝固酶、纤维蛋白溶酶、耐热核酸酶、脂酶、透明质酸酶等;②毒素:细胞毒素(α溶素、β溶素、γ溶素、δ溶素、杀白细胞素)、毒性休克综合征毒素-1、表皮剥脱毒素、肠毒素等;③表面结构:荚膜、磷壁酸、SPA、胞壁肽聚糖等。

(1)凝固酶(coagulase):是一种能使含有柠檬酸钠或肝素抗凝剂的人或兔血浆发生凝固的酶类物质。耐热,粗制品100℃经30分钟或高压灭菌后仍保持部分活性。根据是否产生凝固酶,可将葡萄球菌分为凝固酶阳性和阴性株两大类。凝固酶有两种,一种凝固酶结合于菌体表面并不释放,称为结合性血浆凝固酶(bound coagulase)或凝聚因子(clumping factor),在该菌株的表面使纤维蛋白原变为纤维蛋白而引起细菌凝聚,结合凝固酶常用玻片法测定,另一种是分泌至菌体外的,称为游离性血浆凝固酶(free coagulase)。作用类似凝血酶原,可被人或兔血浆中的协同因子(cofactor)激活变成凝血酶样物质后,使液态的纤维蛋白原变成固态的纤维蛋白,从而使血浆凝固,常用试管法测定。凝固酶和葡萄球菌的致病力关系密切,大多数致病株能产生,故凝固酶是鉴别葡萄球菌有无致病性的重要指标。凝固酶阳性菌株进入机体后,使血液或血浆中的纤维蛋白沉积于菌体表面,阻碍体内吞噬细胞的吞噬。同时,凝固酶集聚在菌体表面,亦能保护病原菌不受血清中杀菌物质的破坏。葡萄球菌引起的感染易于局限化和形成血栓,与凝固酶的生成有关。过去认为凝固酶阳性菌株有致病性,阴性菌株无致病性,因此凝固酶常作为鉴别葡萄球菌有无致病性的重要标志。但近年来发现阴性菌株也可致病。

(2)葡萄球菌溶素(staphylolysin):致病性葡萄球菌产生多种溶素。按抗原性不同,分为

α、β、γ、δ、ε溶素五种,对人类有致病作用的主要是 α 溶素,为分子质量 21～50 kDa 的不均一蛋白质,不耐热,65 ℃30 分钟被破坏。对多种哺乳动物红细胞有溶血作用,对白细胞、肝细胞、成纤维细胞、血小板、血管平滑肌细胞等均有毒性。

(3)杀白细胞素(leukocidin):分快(F)和慢(S)两种组分,当两者单独存在时,并无活性,必须协同才有作用。其可作用于巨噬细胞和中性粒细胞细胞膜表面特异性受体卵磷脂和神经节苷脂,通过改变细胞膜的通透性,而杀伤破坏细胞。杀白细胞素在抵抗宿主吞噬细胞,增强病原菌侵袭力方面有重要意义。

(4)肠毒素(enterotoxin):约 1/2 临床分离的金黄色葡萄球菌产生肠毒素,按等电点和抗原性的不同,分 A、B、C_1、C_2、C_3、D、E、G 和 H 9 个血清型,均可引起急性胃肠炎,即食物中毒。与产毒菌株污染了牛奶、肉类、鱼、虾、蛋类等食物有关。肠毒素是一组热稳定的可溶性蛋白质,分子质量为 26～30 kDa,耐 100 ℃30 分钟,也不受胃肠液中蛋白酶的影响,故误食污染肠毒素的食物后,刺激呕吐中枢,引起以呕吐为主要症状的急性胃肠炎,称为食物中毒。其机制可能是毒素在肠道作用于神经受体,传入中枢而导致呕吐。葡萄球菌肠毒素属于超抗原,类似丝裂原,可以不经抗原提呈细胞的处理,能非特异性激活 T 细胞并释放过量细胞因子致病。

(5)表皮剥脱毒素(exfoliative toxin,exfoliatin):也称表皮溶解毒素(epidermolytic toxin),有两个血清型,A 型耐热,B 型不耐热,引起表皮剥脱性病变,主要发生于婴幼儿、新生儿和免疫功能低下的成年人,引起烫伤样皮肤综合征(staphylococcal scalded skin syndrome,SSSS),又称剥脱性皮炎。患者皮肤呈弥漫性红斑和水疱,继以表皮上层大片脱落。主要由噬菌体Ⅱ群金黄色葡萄球菌产生的一种蛋白质,分子质量 24～33 kDa,具有抗原性,可被甲醛脱毒成类毒素。

(6)毒性休克综合征毒素-1(toxic shock syndrome toxin 1,TSST-1):由噬菌体Ⅰ群金黄色葡萄球菌产生的一类蛋白质,可引起发热,增加机体对内毒素的敏感性。感染产毒菌株后可引起机体多个器官系统的功能紊乱或毒性休克综合征(toxic shock syndrome,TSS)。

(7)其他酶类:葡萄球菌尚可产生葡激酶(staphylokinase),亦称纤维蛋白溶酶(fibrinolysin),产生透明质酸酶(hyaluronidase)、耐热核酸酶(heat stable nuclease)、脂酶(lipase)等。

2.所致疾病 有侵袭性和毒素性疾病两种类型。

(1)侵袭性疾病:主要引起化脓性炎症。葡萄球菌可通过多种途径侵入机体,引起局部或全身感染,甚至引起败血症。

1)局部感染:主要表现为疖、痈、甲沟炎、睑腺炎、毛囊炎、脓痤疮、蜂窝组织炎、伤口化脓等,感染的特点是病灶界限清楚、脓汁呈黄色而黏稠、具有局限性。此外还可引起气管炎、脓胸、中耳炎、骨髓炎、肺炎、脑膜炎、心包炎等内脏器官感染。

2)全身感染:细菌从局部扩散入血流可引起败血症、脓毒血症等,多由金黄色葡萄球菌引起,新生儿或机体防御功能严重受损时表皮葡萄球菌也可引起败血症。

(2)毒素性疾病:由葡萄球菌产生的有关外毒素引起食物中毒、烫伤样皮肤综合征、毒性休克综合征。

以往认为金黄色葡萄球菌是葡萄球菌属中唯一的致病菌,而凝固酶阴性葡萄球菌(coagulase negative staphylococcus,CNS)是对人类无害的共栖菌。近年来,临床和实验室检测结果均已证实 CNS 已经成为医源性感染的常见病原菌,且其耐药性日益增多,给临床诊治造成极大困难,应引起医护人员和微生物学者的重视。

3.免疫性 人类对葡萄球菌有一定的天然免疫力,只有当皮肤黏膜受创伤后,或机体免疫功能低下时,才引起感染。患病后所获免疫力不强,难以防止再感染。

(三)微生物学检查

1.标本 根据病情不同可取不同标本,如血液、脑脊液、脓汁、呕吐物及粪便或可疑食物等。

2.直接涂片镜检 取标本涂片,革兰染色后镜检,一般根据细菌形态,排列和染色性可做出初步诊断。

3.分离培养与鉴定 将标本接种于血琼脂平板,培养后挑选可疑菌落进行涂片、染色、镜检。血液标本需先经肉汤培养基增菌后,再接种血琼脂平板。致病性葡萄球菌的鉴定主要根据是否产生凝固酶和耐热核酸酶,发酵甘露醇等作为参考指标。凝固酶阴性葡萄球菌感染的诊断可依据凝固酶阴性、不能分解甘露醇及色素检查,在最后判定时应结合临床。

4.葡萄球菌肠毒素检查 近年来较多采用免疫学方法检测,常用 ELISA 法。亦可用特异的 DNA 基因探针杂交技术检测葡萄球菌是否为产肠毒素的菌株。

(四)防治原则

加强卫生宣传教育,讲究个人卫生,应及时处理皮肤创伤。治疗时应根据药物敏感试验结果,选择敏感抗菌药物。反复发作的顽固性患者,可试用自身疫苗或类毒素疗法。

二、链球菌属

链球菌属(Streptococcus)是化脓性球菌中另一大类常见的革兰阳性球菌,广泛存在于自然界、人及动物粪便和健康人的鼻咽部,多为正常菌群,并不致病,少数可引起人类各种化脓性炎症。链球菌属中对人致病的主要是 A 群链球菌和肺炎链球菌。

(一)A 群链球菌

1.生物学性状

(1)形态与染色:直径 0.6～1 μm,球形或椭圆形,呈链状,长短不一。革兰染色阳性,无鞭毛、无芽胞(图 2-2)。在液体培养基中形成的链较固体培养基中长。幼龄菌(培养 2～4 小时)可形成透明质酸的荚膜,随培养时间的延长,细菌自身产生的透明质酸酶,使荚膜分解。在脓液标本或被吞噬细胞吞噬后或陈旧培养基常呈革兰阴性。

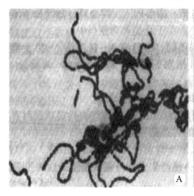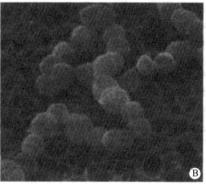

图 2-2 链球菌镜下所见

A.光镜;B.电镜

(2)培养特性:需氧或兼性厌氧。营养要求较高,常在普通培养基中加入血清、血液、葡萄糖等营养物质才能生长。在固体培养基上形成细小、灰白色、表面光滑、圆形半透明或不透明的菌落,在液体培养基中常形成絮状沉淀。不同菌株在血平板上生长的菌落周围,可产生程度不同的溶血。

(3)生化反应:分解葡萄糖,产酸不产气。一般不分解菊糖,不被胆汁溶解,不产生触酶。

(4)抗原构造:链球菌抗原结构较复杂(图 2-3),主要有三种抗原①表面抗原,又称蛋白质抗原,位于最外层,具有型特异性,A 群链球菌有 R、S、M、T 四种蛋白质抗原,其中 M 抗原与致病性关系最为密切;②多糖抗原,又称 C 抗原,细胞壁多糖组分,为群特异性抗原。对人致病的链球菌 90%属于 A 群,其次为 B 群,其他群少见;③核蛋白抗原,又称 P 抗原,无特异性,各种链球菌均相同,且与葡萄球菌有交叉。

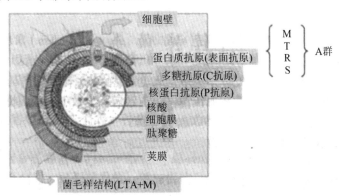

图 2-3 链球菌抗原构造模式图

(5)分类:根据溶血现象、抗原结构和对氧需求进行分类。

1)根据溶血现象分类

①甲型溶血性链球菌(α-hemolytic streptococcus):具 α 溶血或甲型溶血,菌落周围有 1～2 mm 宽的草绿色溶血环,红细胞不完全溶解。这类链球菌亦称草绿色链球菌(viridans Streptococcus),多为机会致病菌;

②乙型溶血性链球菌(β-hemolytic streptococcus):具 β 溶血或乙型溶血,菌落周围形成 2～4 mm 宽、界限分明、完全透明的无色溶血环,β 溶血环中红细胞完全溶解。这类链球菌又称溶血性链球菌(streptococcus hemolytic),致病力强,常引起人类和动物多种疾病;

③丙型链球菌(γ-streptococcus):不产生溶血素,菌落周围无溶血环,故又称不溶血性链球菌(streptococcus non-hemolyticus),一般不致病,常存于乳类和粪便当中。

2)根据抗原结构分类:依据胞壁中多糖抗原的不同,可分成 A～H、K～V 20 个群对人致病的链球菌株 90%左右属 A 群。A 群链球菌根据 M 抗原不同可分成 150 个型;B 群分 4 个型等对人类致病的 A 群链球菌多数呈现乙型溶血。

3)根据对氧需求分类:分为厌氧、兼性厌氧和需氧三大类链球菌。

(6)抵抗力:不强,加热 60 ℃即杀死,对常用消毒剂敏感。乙型溶血性链球菌对青霉素、杆菌肽、红霉素和磺胺药均敏感,因此,链球菌感染的首选药物是青霉素。

2.致病性

(1)致病物质:其致病物质除菌体胞壁成分外,还产生多种外毒素和侵袭性酶。

1)胞壁成分

①脂磷壁酸(lipoteichoic acid,LTA):人类口腔黏膜上皮细胞、血小板、淋巴细胞、红细

胞、白细胞等细胞膜上均有 LTA 的结合位点,A 群链球菌通过 LTA 易与宿主细胞黏附;

②F 蛋白:是化脓性链球菌重要黏附结构之一。位于化脓性链球菌细胞壁内,具有纤维粘连蛋白(fibronectin)的受体,能与上皮细胞表面的纤维粘连蛋白结合,使得链球菌与上皮细胞表面黏附,有利于其在宿主体内定植和繁殖;

③M 蛋白:是其表面蛋白质,具有抗吞噬和抗杀菌作用。M 蛋白有抗原性,能刺激机体产生抗体。因 M 蛋白与心肌、肾小球基底膜成分有共同抗原成分,故针对 M 蛋白产生的抗体,可损害人类心血管、肾等组织,与风湿性心肌炎、肾小球肾炎等超敏反应性疾病有关。

2)侵袭性酶:包括透明质酸酶/扩散因子、链激酶(SK)/链球菌溶纤维蛋白酶、链道酶(SD)/链球菌 DNA 酶、胶原酶等。

3)外毒素

①链球菌溶血素(streptolysin):有溶解红细胞,破坏白细胞、血小板的作用根据对 O_2 的稳定性,分为链球菌溶素 O(streptolysin O,SLO)和链球菌溶素 S(streptolysin S,SLS)两种。a. SLO,为含-SH 基的蛋白质,对氧敏感,遇氧时-SH 基可被氧化为-S-S-基,失去溶血性。若加入半胱氨酸或亚硫酸钠等还原剂,溶血作用可被逆转。SLO 对中性粒细胞、巨噬细胞、血小板、心肌细胞、神经细胞等有毒性作用。SLO 抗原性强,感染后 2~3 周,85%以上患者产生抗体,病愈后可持续数月甚至数年。活动性风湿热患者血清 SLO 抗体显著增高,其效价在 1:400 以上。因此,测定 SLO 抗体含量,可作为近期链球菌感染或风湿热及其活动性的辅助诊断指标。b. SLS,多数 A、C、G 群及某些其他群链球菌产生 SLS。SLS 是小分子的糖肽,无抗原性,对氧稳定,对热和酸敏感。血琼脂平板上菌落周围的 β 溶血环由 SLS 所致。SLS 也能破坏白细胞和多种组织细胞;

②致热外毒素(pyrogenic exotoxin):又称红疹毒素或猩红热毒素,是人类猩红热的主要致病物质。

(2)所致疾病:A 群链球菌引起的疾病约占人类链球菌感染的 90%,其传染源为患者或带菌者,传播途径有空气飞沫传播、经皮肤伤口感染传播等。链球菌可引起多种疾病,可分为三种类型。

1)侵袭性疾病

①皮肤和皮下组织急性化脓性炎症:其病灶特点为界限不明显,脓性分泌物稀薄,细菌易扩散,常引起蜂窝组织炎、脓疱疮。沿淋巴管和血流扩散引起淋巴结炎、急性淋巴管炎及败血症;

②其他器官系统感染:如扁桃体炎、肾盂肾炎、咽炎、中耳炎、乳突炎、产褥热等。

2)毒素性疾病

①猩红热:由产生致热外毒素的 A 群链球菌引起的呼吸道传染病。多发于儿童,潜伏期为 2~3 天,细菌经飞沫传播,引起全身中毒症状。临床特征为发热、全身弥漫性鲜红色皮疹及皮疹退后明显的脱屑,常继发严重的咽炎或皮肤软组织感染。猩红热一年四季都可发生,以冬春季为多;

②链球菌中毒性休克综合征:以休克为主要症状,常伴有呼吸系统及其他多个器官功能的衰竭。

3)超敏反应性疾病

①风湿热:常继发于 A 族链球菌感染引起的咽炎,潜伏期为 1~5 周,易感人群为儿童。

临床表现以心肌炎、关节炎为主;

②急性肾小球肾炎:大多数由 A 群链球菌引起。多见于儿童和青少年,临床表现为蛋白尿、血尿、水肿和高血压。

(二)肺炎链球菌

肺炎链球菌(S. pneumoniae),俗称肺炎球菌(pneumococcus)。广泛存在于自然界,常寄居在正常人鼻咽腔中,仅少数致病,是大叶性肺炎、支气管炎和脑膜炎的主要病原菌。

1. 生物学性状

(1)形态与染色:革兰阳性球菌,菌体呈矛头状,直径约 1 μm,常以宽端相对、尖端向外成双排列,无芽胞、无鞭毛。在机体内或含血清的培养基上能形成荚膜,人工培养后荚膜逐渐消失。革兰染色时荚膜不着色,表现为菌体周围透明环(图 2-4)。

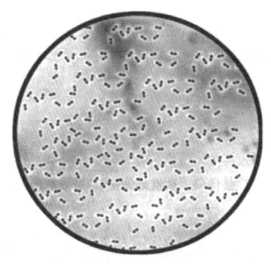

图 2-4　肺炎链球菌(革兰染色)

(2)培养特性:营养要求较高,形成细小圆形、灰白色、表面光滑、湿润并有草绿色溶血环的菌落。兼性厌氧。肺炎链球菌产生的大量自溶酶,若孵育时间大于 48 小时,使菌体溶解,菌落中央下陷呈肚脐状。

(3)生化反应:肺炎链球菌自溶酶可被胆汁或胆盐激活,使细菌加速溶解,故常用胆汁溶菌试验与甲型链球菌区别,是可靠的鉴定方法。

(4)抗原构造与分型

1)荚膜多糖抗原:根据荚膜多糖抗原性的不同,可将肺炎链球菌分为 90 多个血清型。

2)菌体抗原:C 多糖存在于细胞壁中,可被血清中一种被称为 C 反应蛋白(C reactive protein,CRP)的 β 球蛋白沉淀。对活动性风湿病等诊断有一定意义。M 蛋白为型特异抗原,肺炎链球菌 M 蛋白与细菌毒力无关,产生的抗体无保护作用。

(5)抵抗力:较弱,有荚膜的肺炎链球菌抗干燥能力强,在干痰中可存活 1~2 个月。

2. 致病性与免疫性

(1)致病物质:主要的致病因子是荚膜,有抗吞噬作用,有利于肺炎链球菌在宿主体内定居并繁殖。此外,肺炎链球菌溶血素 O、神经氨酸酶可能与肺炎链球菌在鼻咽部和支气管黏膜上定植、繁殖和扩散有关。

(2)所致疾病:主要引起人类大叶性肺炎,其次是支气管炎。肺炎链球菌也可引起胸膜炎、乳突炎、中耳炎、心内膜炎及化脓性脑膜炎。

（3）免疫性：感染后，机体可建立较牢固的型特异性免疫，故同型病菌的二次感染比较少见。

3.微生物学检查　根据感染部位不同采取不同标本，如痰液、脓液、血液、脑脊液等。对痰、脓或脑脊液沉淀物标本可涂片进行革兰染色镜检，若发现典型的成对排列、有荚膜的革兰阳性球菌，结合临床症状可做初步诊断。

4.防治原则　多价肺炎链球菌荚膜多糖疫苗对预防肺炎链球菌感染有较好效果。治疗常用青霉素、磺胺类抗生素，因人群肺炎链球菌感染的菌型不断变迁，且耐药菌株日益增多，因此需加强肺炎链球菌的菌型监测，在治疗前做常规药敏试验。

三、奈瑟菌属

奈瑟菌属（Neisseria）是革兰阴性球菌，常成双排列。无芽胞，无鞭毛，有菌毛和荚膜。专性需氧，能产生触酶和氧化酶。奈瑟菌属有 23 个种和亚种，其中对人类有致病性的只有脑膜炎奈瑟菌和淋病奈瑟菌。

（一）脑膜炎奈瑟菌

脑膜炎奈瑟菌（N. meningitidis），俗称脑膜炎球菌（Meningococcus），是流行性脑脊髓膜炎（流脑）的病原菌。

1.生物学性状

（1）形态与染色：肾形或蚕豆形革兰阴性球菌，细菌常成对排列，凹面相对，直径为 0.6～0.8 μm，无鞭毛，无芽胞（图 2-5）。

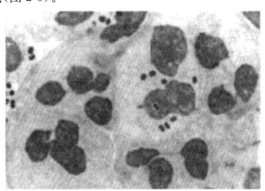

图 2-5　脑膜炎奈瑟菌脑脊液涂片

（2）培养特性：营养要求较高，常用巧克力培养基培养，最适生长温度为 37 ℃，专性需氧，初次分离时，还需提供 5% 的 CO_2。一般培养 24～48 小时后，形成直径 1.0～1.5 mm 的隆起、光滑、无色、圆形、透明或半透明、似露滴状的菌落。在血琼脂平板上不溶血。因易产生自溶酶，人工培养物如不及时转种常死亡。

（3）生化反应：大多数菌株可分解葡萄糖和麦芽糖，产酸，不产气。

（4）抗原结构与分类：主要抗原有 4 种。

1）荚膜多糖抗原：具有群特异性。根据此抗原性不同，可分为 A、B、C、D、H、I、K、X、Y、Z、29E、W135 和 L 共 13 个血清群。与人类疾病关系密切的主要是 A、B、C、Y 及识 135 群。我国流行的 95% 是 A 群，带菌者以 B 群为主。

2)外膜蛋白抗原:具有型特异性,根据外膜蛋白组分的不同,各血清群又可分为若干血清型,但 A 群所有菌株外膜蛋白相同。

3)脂寡糖抗原(lipooligosaccharide antigen,LOS):主要成分是糖脂,具有抗原性,可据此进行免疫学分型。LOS 是脑膜炎奈瑟菌的主要致病物质。

(5)抵抗力:抵抗力很弱,对日光、热力、寒冷、干燥、紫外线及一般消毒剂均敏感。对链霉素、青霉素、氯霉素均敏感,对磺胺普遍耐药。

2.致病性与免疫性

(1)致病物质:致病物质主要有荚膜、菌毛和 LOS。

1)荚膜:具有抗吞噬作用,保护菌体免受体液中杀菌物质的损伤,有利于细菌在机体内存活和繁殖,增强脑膜炎奈瑟菌的侵袭力。

2)菌毛:脑膜炎奈瑟菌菌毛特异性受体存在于鼻咽部黏膜上皮细胞表面,当菌毛与特异性受体结合后,介导菌体黏附于呼吸道黏膜上皮细胞表面,有利于细菌的黏附、侵入、定居及繁殖,并损伤黏膜上皮细胞。

3)LOS:是脑膜炎奈瑟菌最重要的致病物质。可引起发热和白细胞升高,作用于小血管和毛细血管,引起坏死、出血,表现为皮肤出血性皮疹或瘀斑及微循环障碍。严重败血症时,因大量 LOS 释放引起休克和弥散性血管内凝血(DIC),预后不良。

(2)所致疾病:是流行性脑脊髓膜炎(流脑)的病原菌,人类是唯一易感宿主。传染源是患者和带菌者。约 70% 正常人鼻咽部带有本菌,是重要的传染源。目前,我国流行的血清群95% 以上是 A 群,近年亦有 B 群病例,病情重,死亡率高,多为散发。

病原菌主要经飞沫传播,也可通过接触患者呼吸道分泌物污染的物品而感染。6 个月内的婴儿可通过母体获得脑膜炎奈瑟菌 IgG 抗体,故很少被感染。6 个月~2 岁婴儿是脑膜炎奈瑟菌的易感人群。潜伏期 2~3 天,长者可达 10 天。细菌由鼻咽部侵入,依靠菌毛黏附于黏膜上皮细胞表面,并在其局部繁殖。成人以隐性感染为主,只有少数人发展成脑膜炎,可获得免疫力。流脑患者随细菌毒力、数量和机体免疫力不同,病情轻重不一。临床上表现为三种类型,即普通型、暴发型和慢性败血症型。普通型占 90% 左右,患者先有上呼吸道炎症,继而大量繁殖的病菌从鼻咽部黏膜进入血流,引起菌血症或败血症。导致患者出现发热、恶寒、恶心、呕吐和出血性皮疹。细菌到达中枢神经系统主要侵犯脑脊髓膜,引起化脓性炎症,患者出现剧烈头痛、颈项强直、喷射性呕吐等脑膜刺激症状。暴发型见于少数患者,血中细菌大量繁殖,并释放大量内毒素,引起内毒素休克及 DIC,患者病情凶险,若不及时抢救,常危及生命。慢性败血症型不多见,以成人为主,病程可迁延数日;普通型和暴发型以儿童为主。

(3)免疫性:机体对脑膜炎奈瑟菌的免疫力以体液免疫为主。显性、隐性感染或疫苗接种2 周后,血清中群特异性 IgG、IgM 和 IgA 抗体水平明显升高。在呼吸道局部 SIgA 可阻止脑膜炎奈瑟菌的侵袭,血中抗体在补体参与下能杀伤脑膜炎奈瑟菌。人类可从正常寄居于鼻咽部的、不致病脑膜炎奈瑟菌间的交叉抗原而获得一定免疫性。

3.微生物学检查

(1)标本:采取患者脑脊液、血液或刺破皮肤出血瘀斑处取渗出物。带菌者检查可用鼻咽拭子。脑膜炎奈瑟菌因对低温和干燥极敏感,故标本采取后应注意保湿、保暖并立即送检。接种的培养基宜预先保温,以免脑膜炎奈瑟菌死亡,影响检出率。最好是床边接种。

(2)直接涂片镜检:脑脊液离心沉淀后,取沉淀物涂片,或消毒患者出血瘀斑处皮肤,用无菌针头挑破瘀斑取其渗出物制成涂片,革兰染色后镜检,如镜下能见到中性粒细胞内、外有革兰染色阴性双球菌,可做出初步诊断。

(3)分离培养与鉴定:脑脊液与血液标本在血清肉汤培养基中增菌后,接种到巧克力血琼脂平板上,放置于含5%～10%CO_2的环境中孵育,挑取可疑菌落涂片染色镜检,并做生化反应及型特异性多价血清的凝集试验鉴定。

(4)快速诊断法:流脑患者脑脊液及血清中存在脑膜炎奈瑟菌可溶性抗原,可用已知的抗体检测,用于流脑早期诊断。

1)对流免疫电泳:此法较常规培养法敏感,特异性高。

2)SPA协同凝集试验:用脑膜炎奈瑟菌IgG抗体标记含SPA的葡萄球菌菌体,然后加入待测脑脊液或血清,若标本中含有相应抗原,则可见葡萄球菌聚集在一起,形成肉眼可见的凝集。

4.防治原则 关键是尽快隔离传染源、切断传播途径及提高人群免疫力。特异性预防可对儿童注射荚膜多糖疫苗。常用A、C双价或A、C、Y和W135四价混合疫苗,免疫力维持3年以上。荚膜多糖抗原是胸腺非依赖性抗原,对2岁以下的婴幼儿免疫效果不佳。流脑的治疗首选药物为青霉素G,剂量要大,对过敏者可选用红霉素。

(二)淋病奈瑟菌

淋病奈瑟菌(Neisseria gonorrhoeae),俗称淋球菌(Gonococcus),是人类淋病的病原菌,1879年(Neisser)首次从尿道分泌物中发现。人是淋病奈瑟菌的唯一宿主,主要引起人类泌尿生殖道黏膜的急性或慢性化脓性感染,引起淋病。

1.生物学性状

(1)形态与染色:革兰阴性,有荚膜和菌毛,无鞭毛,不形成芽胞。菌体呈肾形,成双排列,凹面相对,大小为0.6 μm×0.8 μm。在脓性标本中,似一对咖啡豆,常存在于多形核白细胞内。

(2)培养特性:专性需氧,初次分离培养时补充5%CO_2。营养要求高,常用巧克力血琼脂培养基。最适合生长温度为35～36 ℃,培养24～48小时后,形成灰白、凸起,圆形或半透明、光滑菌落。根据菌落特征与毒力,淋病奈瑟菌可分为T_1～T_5型。其中,T_1、T_2型菌株菌落小,有菌毛,人工培养基转种后可转成T_3、T_4和T_5型菌株,无菌毛,无致病性。

(3)生化反应:生化反应不活泼,只分解葡萄糖,产酸不产气,不分解其他糖类,氧化酶阳性。

(4)抗原结构与分类

1)菌毛蛋白抗原:菌毛存在于有毒力的菌株。由不同菌株提取的菌毛,其抗原性不同,可逃逸机体的免疫攻击。

2)外膜蛋白抗原:可分为PⅠ、PⅡ和PⅢ三种。PⅠ为主要外膜蛋白,是淋病奈瑟菌分型的主要依据,有助于流行病学调查。

3)脂寡糖抗原(LOS):由脂质A和核心寡糖组成,脂寡糖具有内毒素活性,易发生变异。

(5)抵抗力:与脑膜炎奈瑟菌相似,抵抗力非常弱,对干燥、冷、热、一般消毒剂敏感。淋病奈瑟菌易产生耐药。

2.致病性和免疫性

(1)致病物质:主要致病物质是表面结构,如荚膜、菌毛、外膜蛋白,以及内毒素和IgA1蛋白酶。

IgA1 蛋白酶能破坏黏膜表面存在的特异性 IgA1 抗体,有利于淋病奈瑟菌黏附至黏膜表面。PⅠ能直接插入到中性粒细胞的膜上,严重破坏膜结构的完整性,菌毛可黏附至人类尿道黏膜上,不易被尿液冲掉;荚膜具有抗吞噬作用。淋病奈瑟菌主要侵犯黏膜,尤其对单层柱状上皮和移行上皮细胞(如子宫宫颈、后尿道、前尿道、膀胱黏膜)有很强的亲和力。淋病奈瑟菌借助菌毛、外膜蛋白 PⅡ黏附黏膜细胞的表面进行繁殖,之后进入细胞内大量繁殖,导致细胞损伤裂解。诱导中性粒细胞聚集和吞噬,引起局部急性炎症,形成典型的尿道脓性分泌物。

(2)所致疾病:人类淋病主要通过性接触,淋病奈瑟菌侵入泌尿生殖道而感染,潜伏期平均 2～5 天。男性患者主要表现为急慢性尿道炎,如不及时治疗,细菌可上行感染引起前列腺炎和附睾炎;女性患者好发部位为宫颈,其次为尿道旁腺、尿道、输卵管及前庭大腺,主要表现为尿道炎和宫颈炎,出现尿频、尿急、尿痛、尿道或宫颈口流脓等症状,如累及前庭大腺和盆腔,可导致不孕。当母体患有淋菌性阴道炎或子宫颈炎时,婴儿出生时易患上新生儿淋菌性结膜炎。

(3)免疫性:人类对淋病奈瑟菌感染无天然抵抗力。多数患者可自愈,并出现特异性 IgM、IgG、IgA,但不持久,再感染和慢性患者较普遍存在。

3.微生物学检查 用无菌棉拭子蘸取泌尿生殖道脓性分泌物或子宫颈口表面分泌物,将脓性分泌物涂片检查,如发现多形核白细胞内有革兰染色阴性的双球菌,结合临床表现即可初步诊断。

4.防治原则 目前尚无淋病疫苗。婴儿出生时,不论母亲有无淋病,都应以 1％硝酸银或氯霉素链霉素合剂滴入两眼,以预防新生儿淋菌性结膜炎的发生。淋病奈瑟菌耐药问题十分突出,耐药菌株不断增加,特别是多重耐药菌株的出现给临床治疗带来极大困难。可选择青霉素、新青霉素、博来霉素、大观霉素、头孢曲松、诺氟沙星等药物,必要时做药敏试验指导用药。

第二节 肠道杆菌

一、概述

肠道杆菌属肠杆菌科(Enterobacteriaceae),它是一大群生物学性状近似的革兰染色阴性的杆菌,常寄居在肠道内,亦存在于水和土壤中。大多数为肠道的正常菌群,但当机体免疫力下降或细菌移位至机体其他部位时可成为条件致病菌而引起感染。该科细菌种类繁多,根据其抗原结构、生化反应、核酸杂交和序列分析,至少分 30 个属,120 个种。与医学有关的细菌主要存在于埃希菌属、志贺菌属、沙门菌属、摩根菌属、克雷伯菌属、变形杆菌属、柠檬酸菌属、沙雷菌属、肠杆菌属和耶尔森菌属 10 个属中,包括 25 个菌种。肠杆菌科细菌有共同生物学特性:

1.形态与结构 为(0.3～1.0)×(1～6)μm 中等大小的革兰染色阴性杆菌,多数有周身鞭毛,无芽胞;少数有包膜或荚膜,大多有菌毛。

2.培养特性 营养要求不高,兼性厌氧或需氧,能在普通琼脂平板上生长繁殖,形成灰白色、光滑、湿润的直径 2～3 mm 中等大小的菌落。

3.生化反应　分解多种糖类和蛋白质,形成不同的代谢产物,常用来鉴定肠道杆菌。

4.抗原结构复杂　有菌体抗原 O、鞭毛抗原 H 和荚膜抗原 K,其他还有包膜抗原及菌毛抗原。

5.抵抗力　对理化因素抵抗力弱,一般 60 ℃30 分钟即被杀灭。对一般化学消毒剂敏感。

6.易变异　肠杆菌科细菌易变异,除自发突变外,常通过接合、转导或溶原性转换等发生遗传物质转移,使受体菌获得新的性状;最常见的是耐药性变异。

二、埃希菌属

埃希菌属(Escherichia)有 5 个代表种,以大肠埃希菌(E. coli)最常见,大肠埃希菌在肠道中是正常菌群的一部分,但有些血清型具有致病性,能导致腹泻。常被用作粪便污染的卫生学检测指标。

(一)生物学性状

G^- 中等大小杆菌(图 2-6)。多数菌株有周鞭毛,无芽胞;有菌毛。能发酵多种糖类,产酸、产气。能发酵乳糖,可与志贺菌、沙门菌等区别。吲哚、甲基红、VP、柠檬酸盐(IMViC)试验结果为"＋＋－－"。

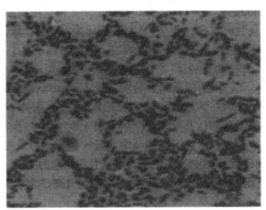

图 2-6　大肠埃希菌(革兰染色×1000)

(二)致病性

多数为条件致病菌,菌群移位时引起肠道外感染;少数血清型引起肠道内感染,具有多种致病物质,如荚膜、内毒素、Ⅲ型分泌系统等。

1.肠道外感染　多数大肠埃希菌在肠道内不致病,若移位可引起肠外感染。肠道外感染以化脓性感染和泌尿道感染最常见,如膀胱炎、尿道炎、肾盂肾炎,亦可引起阑尾炎、腹膜炎、手术创口感染;对婴儿、老人或免疫力低下者,可引起败血症、新生儿大肠埃希菌性脑膜炎,这些大肠埃希菌常来源于肠道,为内源性感染。

2.胃肠炎　某些大肠埃希菌血清型可引起人类腹泻,与食入受污染的食品和饮水有关,常为外源性感染。根据其致病机制不同,常将致病性大肠埃希菌分为五种型别(表 2-1)。

表2-1　引起胃肠炎的大肠埃希菌

菌株	作用部位	疾病与症状	致病机制	常见O血清型
ETEC	小肠	旅行者腹泻；婴幼儿腹泻；水样便，恶心，呕吐，腹痛，低热	质粒介导LT和(或)ST，大量分泌液体和电解质	6、8、15、25、27、63、78、148、115、153、159
EIEC	大肠	痢疾样腹泻；水样便，继以少量血便，腹痛和发热	质粒介导侵袭和破坏结肠黏膜上皮细胞	28ac、29、112ac、124、136、143、144、152、164、167
EPEC	小肠	婴儿腹泻；水样便，恶心，呕吐，发热	质粒介导黏附和破坏绒毛结构，导致吸收受损和腹泻	26、55、86、111、114、119、125、126
EHEC	大肠	血性腹泻，HUS；水样便，继以大量出血，剧烈腹痛，低热或无，可并发血小板减少性紫癜	溶原性噬菌体编码Stx-Ⅰ或Stx-Ⅱ，中断蛋白质合成	157、26、111
EAEC	小肠	婴儿腹泻；持续性水样便，呕吐，脱水，低热	质粒介导聚集性黏附上皮细胞，阻止液体吸收	3、42、44、86

(1)肠产毒素型大肠埃希菌(enterotoxigenic E. coli, ETEC)：肠产毒素型大肠埃希菌是5岁以下婴幼儿和旅游者腹泻的重要病原菌。致病物质主要是肠毒素和定植因子，定植因子使细菌黏附到小肠黏膜上皮细胞，细菌繁殖产生肠毒素，肠毒素引起腹泻，可从轻度至严重的霍乱样腹泻。肠毒素分不耐热和耐热两型，均由其质粒编码。不耐热肠毒素(heat labile enterotoxin, LT)对热不稳定，65℃30分钟可被破坏，由1个A亚单位和5个B亚单位组成，A亚单位是毒素的活性成分，B亚单位可与肠黏膜上皮细胞表面的GM1神经节苷脂结合，介导A亚单位穿入细胞膜，进而活化腺苷环化酶，使细胞内ATP大量转变为cAMP。胞质内cAMP水平升高后，导致肠黏膜细胞内H_2O、Cl^-、K^+、HCO_3^-等过度分泌至肠道，同时Na^+的再吸收减少，导致腹泻。毒素还可刺激前列腺素的释放和炎症因子的产生，导致进一步水分的丧失。不耐热肠毒素与霍乱肠毒素两者间的氨基酸组成同源性达75%左右；两者B亚单位的肠黏膜结合受体都是同一个GM1神经节苷脂。LT可刺激机体产生中和抗体，有保护作用。ETEC的耐热肠毒素(heat stable enterotoxin, ST)可分STa和STb两型，STb与人类疾病无关，STa为低分子量多肽(MW 1500~4000)，100℃加热20分钟仍不失活。免疫原性弱。STa的作用机制是通过激活肠黏膜细胞内的鸟苷环化酶，使GTP大量转化为cGMP，胞内cGMP增多而导致腹泻。多数STa阳性菌株可同时产生LT，致病性更强的。编码STa和LT-Ⅰ的基因存在于同一个转移性质粒上，该质粒也同时携带编码黏附素(CFA/Ⅰ，CFA/Ⅱ，CFA/Ⅲ)的基因。

(2)肠侵袭型大肠埃希菌(enteroinvasive E. coli, EIEC)：主要侵犯较大儿童和成人。所致疾病症状与菌痢类似，临床表现有发热、腹痛、腹泻、脓血黏液便及里急后重等症状。EIEC并不产生肠毒素，其可侵袭结肠黏膜上皮细胞并在其中大量繁殖。细菌能侵袭结肠黏膜上皮细胞，引起细胞内吞，进入细胞质中大量增殖，最后杀死受感染的细胞，再扩散到邻近细胞，导致组织破坏和炎症。EIEC侵袭结肠黏膜上皮细胞的能力与其质粒上携带的侵袭性基因有关。该质粒与志贺菌携带的侵袭性基因质粒高度同源。EIEC无动力，其生化反应和抗原结构与志贺菌相似，易被误诊。

(3)肠致病型大肠埃希菌(enteropathogenic E. coli, EPEC)：是最早发现的致泻大肠埃希菌，是婴幼儿腹泻的主要病原菌，有高度传染性，严重者可致死。病菌在十二指肠、空肠和回肠上段大量繁殖，黏附于微绒毛，导致刷状缘被破坏、微绒毛萎缩变平、上皮细胞排列紊乱和功能受损，严重干扰对肠道中液体等的吸收造成水样腹泻，常为自限性，但可转成慢性。

(4)肠出血型大肠埃希菌(enterohemorrhagic E. coli,EHEC):为出血性结肠炎和溶血性尿毒综合征(haemolytic uremic syndrome,HUS)的病原体。引起人类疾病的主要是O157：H7血清型。但不同国家的流行株可以不相同。目前已被许多国家列为法定传染病。污染的食品是重要的传染源。牛可能是O157：H7的主要储存宿主。

(5)肠集聚型大肠埃希菌(enteroaggregative E. coli,EAEC):可引起婴儿持续性腹泻、脱水、偶有血便。EAEC的特点是能在细胞表面自动聚集,形成砖状排列,影响水分及营养物质的吸收。细菌感染可导致微绒毛变短,单核细胞浸润和出血。此外,EAEC还能刺激黏液的分泌。

(三)微生物学检查

1.标本　肠外感染根据感染情况采取中段尿、脓液、血液、脑脊液等;胃肠采取粪便。

2.分离培养与鉴定

(1)肠道外感染

1)涂片染色检查:除血液标本外,均需做涂片染色检查。

2)分离培养:血液接种肉汤增菌,待生长后再移种血琼脂平板。体液标本的离心沉渣和其他标本直接划线分离于血琼脂平板。37 ℃孵育18~24小时后观察形态。

3)鉴定:初步鉴定根据IMViC(＋＋－－)试验,最后鉴定靠系列生化反应。尿路感染尚需计数菌落量,每毫升尿中细菌数≥10万有诊断价值。

(2)肠道内感染:将粪便标本接种于鉴别培养基,挑选可疑菌落并鉴定为大肠埃希菌后,再分别用核酸杂交、ELISA、PCR等方法检测不同类型致腹泻大肠埃希菌的毒力因子、肠毒素血清型等。

(四)防治原则

保持高卫生标准,减少接触引起胃肠炎大肠埃希菌菌株的危险。治疗选用磺胺药、庆大霉素、诺氟沙星、吡哌酸等,但易产生耐药性,应在药物敏感试验的指导下进行。

三、志贺菌属

志贺菌属(Shigella)是人类细菌性痢疾的病原菌,通称痢疾杆菌(dysentery bacterium),引起的疾病就是细菌性痢疾(bacillary dysentery,简称菌痢)。细菌性痢疾是一种常见病,临床上以发热、腹痛、腹泻、里急后重感及黏液脓血便为特征,主要流行于发展中国家,全世界年病例数超过2亿,年死亡病例达65万。

(一)生物学性状

短小杆菌,革兰染色阴性。无鞭毛,无荚膜,无芽胞,有菌毛。营养要求不高,在普通琼脂平板上生长,形成半透明的光滑型菌落。志贺菌属中的宋内志贺菌常为扁平的粗糙型菌落。志贺菌属细菌有O和K两种抗原,O抗原是分类的依据(表2-2)。

表2-2　志贺菌属的分类

菌种	群	型	亚型	甘露醇	鸟氨酸脱羧酶
痢疾志贺菌	A	1~10	8a,8b,8c	－	－
福氏志贺菌	B	1~6,x,y变型	1a,1b,2a,2b,3a,3b,3c,4a,4b	＋	－
鲍氏志贺菌	C	1~18		＋	－
宋内志贺菌	D	1		＋	＋

（二）致病性与免疫性

1.致病物质　致病物质包括侵袭力和内毒素，有些菌株还能产生外毒素。

(1)侵袭力：志贺菌侵袭和生长繁殖的靶细胞是回肠末端和结肠部位的黏膜上皮细胞。志贺菌依靠菌毛黏附于上皮细胞，通过Ⅲ型分泌系统向上皮细胞和巨噬细胞分泌四种蛋白(IpaA,IpaB,IpaC,IpaD)，这些蛋白诱导细胞膜凹陷，导致细菌的内吞。能溶解吞噬小泡，进入细胞质内生长繁殖。另外，可通过受感染细胞内肌动纤维的重排，推动细菌进入相邻细胞，开始细胞之间的传播。在感染和传播过程中，可引起白细胞介素 1β 的释放，从而吸引多形核白细胞(PMN)到受感染组织，致使肠壁的完整性遭受破坏。细菌得以到达并攻击较深层的上皮细胞，使坏死的细胞越来越多。坏死的黏膜上皮细胞、细胞碎片、死亡的白细胞、纤维蛋白和血液构成脓血黏液便。

(2)内毒素：志贺菌所有菌株都可产生强烈的内毒素。内毒素可作用于肠黏膜，使其通透性增高，进一步促进对内毒素的吸收，引起发热、神志障碍，甚至中毒性休克等一系列症状。内毒素能破坏肠黏膜，可促进炎症、溃疡、出血和坏死，呈现典型的脓血黏液便。内毒素还能作用于肠壁自主神经系统，使肠功能发生紊乱、肠蠕动失调和痉挛。尤其是直肠括约肌痉挛最明显，因而出现腹痛、里急后重等症状。

(3)外毒素：A 群志贺菌Ⅰ型和Ⅱ型能产生外毒素，称为志贺毒素(shiga toxin,Stx)。其与 EHEC 产生的毒素相同，由 1 个 A 亚单位和 5 个 B 亚单位组成。B 亚单位与宿主细胞糖脂受体结合，介导 A 亚单位的进入，阻断蛋白质的合成。毒素作用的塞本表现是上皮细胞的损伤，但在小部分患者志贺毒素可介导肾小球内皮细胞的损伤，导致溶血尿毒综合征(HUS)。

2.所致疾病　志贺菌引起细菌性痢疾。传染源是患者和带菌者，传播途径主要通过粪-口途径，志贺菌随饮食进入肠道，潜伏期一般 1～3 天。志愿者研究表明，人类对志贺菌较易感，10～150 个志贺菌即可引起典型的细菌性痢疾感染。比沙门菌和霍乱弧菌的感染剂量低 2～5 个数量级。志贺菌感染有急性和慢性两种类型：急性感染经 1～3 天的潜伏期后，突然发病，常表现为发热、腹痛和水样腹泻，腹泻次数由十多次至数十次，并由水样腹泻转变为脓血黏液便，伴有里急后重、下腹部疼痛等症状。若急性细菌性痢疾治疗不彻底，可反复发作，迁延不愈，病程在两个月以上者则属慢性，有 10%～20% 的患者可转为慢性或带菌者。症状不典型者，易被误诊而影响治疗。

3.免疫性　感染恢复后，大多数人在血液中可产生循环抗体，但此种抗体无保护作用。因细菌感染只停留在肠壁局部外，细菌型别多，病后免疫期短，也不牢固。

（三）微生物学检查

采样取粪便标本时，应挑取粪便的脓血或黏液部分，避免与尿液混合。应在使用抗生素之前采样，标本应新鲜，若不能及时送检，宜将标本保存于 30% 甘油缓冲盐水或专门运送培养基内。可挑取无色透明可疑菌落做生化反应试验和血清学试验，以确定其菌群（种）和菌型。测定志贺菌的侵袭力可用豚鼠眼结膜囊内接种做 Senery 试验。快速诊断可采用免疫染色法、免疫荧光菌球法、协同凝集试验、胶乳凝集试验及分子生物学方法。

（四）防治原则

目前已能生产多价志贺菌链霉素依赖株(streptomycin dependent strain,Sd)活疫苗。现在多种杂交株活疫苗也在研究之中，如将志贺菌的大质粒导入另一弱毒或无毒菌中，制备成二价减毒活疫苗。治疗志贺菌感染的药物颇多，如磺胺药、氨苄西林、氯霉素、呋喃唑酮（痢特灵)等。但此菌很易出现多重耐药菌株。同一菌株可对 5~6 种甚至更多药物耐药,给防治工作带来很大困难。

四、沙门菌属

沙门菌属细菌血清型现已达 2500 多种,广泛分布于自然界,少数对人致病,常见的有引起肠热症的伤寒沙门菌、甲型副伤寒沙门菌、肖氏沙门菌和希氏沙门菌;另外,一些以家畜家禽为特殊宿主的沙门菌,偶尔也可感染人,引起人类食物中毒或败血症,如猪霍乱沙门菌、肠炎沙门菌、鼠伤寒沙门菌、鸭沙门菌等 10 余种。

(一)生物学性状

1.形态染色　本菌为革兰阴性杆菌,有菌毛,呈短杆状,长 2~3 μm,宽 0.6~1 μm,多数有周身鞭毛。一般无荚膜,均无芽胞,在含有胆汁的培养基中能良好生长。

2.培养特性　本菌营养要求不高,在普通琼脂平板上可生长,在 SS 选择培养基上形成中等大小、无色半透明的 S 型菌落。兼性厌氧,不发酵蔗糖及乳糖,对甘露糖、麦芽糖及葡萄糖发酵,除伤寒沙门菌不产气外,其他沙门菌均产酸产气。沙门菌在克氏双糖铁培养基中,斜面不发酵,底层产酸产气(伤寒沙门菌只产酸不产气),H_2S 阳性或阴性,动力阳性。据此可同大肠埃希菌、志贺菌等区别。在此基础,利用尿素酶试验可同变形杆菌相区别。生化反应对沙门菌属各菌的鉴定有重要的意义(表 2-3)。

表 2-3　主要沙门菌的生化特性

菌名	葡萄糖	乳糖	甘露醇	H_2S	靛基质	VP	甲基红	柠檬酸盐	动力
甲型副伤寒沙门菌	⊕	—	⊕	—/+	—	—	+	+	+
肖氏沙门菌	⊕	—	⊕	+++	—	—	+	±	+
鼠伤寒沙门菌	⊕	—	⊕	+++	—	—	+	+	+
希氏沙门菌	⊕	—	⊕	+	—	—	+	+	+
猪霍乱沙门菌	⊕	—	⊕	+/—	—	—	+	+	+
伤寒沙门菌	+	—	+	—/+	—	—	+	+	+
肠炎沙门菌	⊕	—	⊕	+++	—	—	+	+	+

⊕:产酸、产气;+:产酸;—:阴性

3.抗原构造　沙门菌属细菌的抗原主要有菌体(O)抗原,鞭毛(H)抗原和表面(Vi)抗原。O 抗原至少有 58 种,每个沙门菌的血清型含一种或多种 O 抗原。凡含有相同抗原组分的归为同一个组,则可将沙门菌属分成 A~Z、O51~O63、O65~O67 共 42 个组。引起人类疾病的沙门菌大部分存在于 A~E 组。H 抗原存在于鞭毛蛋白,不耐热,60 ℃ 30 分钟即被破坏。H 抗原分第 Ⅰ 相和第 Ⅱ 相两种,第 Ⅰ 相特异性高,以 a、b、c…表示。第 Ⅱ 相特异性低,可为多种沙门菌共有,以 1、2、3…表示。Vi 抗原是表面抗原,新分离的伤寒沙门菌和希氏沙门菌有 Vi 抗原,可阻止 O 抗原与其相应抗体发生凝集反应。90%带菌者 Vi 抗体阳性,可用于带菌者的诊断。

4.抵抗力　沙门菌对理化因素的抵抗力较差,湿热 65 ℃ 15~30 分钟即被杀死。对一般消毒剂敏感,但对某些化学物质如煌绿、胆盐等的耐受性较其他肠道菌强。故用作沙门菌选择培养基的成分。本菌在粪便中可存活 1~2 个月,在水中能存活 2~3 周,在冰中能存活更长时间。

（二）致病性与免疫性

1.致病物质　必须经口侵入足够多的细菌，才能突破机体防护屏障，如胃酸的作用、肠道正常菌群、局部肠道免疫等，只有到达并定位于小肠，才能引发疾病。沙门菌有较强的内毒素，并有一定的侵袭力。个别菌型尚能产生肠毒素。

（1）侵袭力：有毒株能侵袭小肠黏膜。当细菌被摄入并通过胃后，细菌先侵入小肠末端位于派伊尔淋巴结的 M 细胞并在其中生长繁殖。M 细胞的主要功能是输送外源性抗原至其下方的巨噬细胞供清除和吞噬。有 2 个Ⅲ型分泌系统（SPI-Ⅰ和 SPI-Ⅱ）介导细菌最初的对肠黏膜的侵入和随后的全身性疾病。菌毛先与 M 细胞结合，接着 SPI-Ⅰ分泌系统向 M 细胞中输入沙门菌分泌侵袭蛋白，引发细胞肌动蛋白重排，诱导细胞膜凹陷，细菌被内吞。沙门菌可于吞噬小泡内繁殖，导致宿主细胞死亡，细菌扩散并进入毗邻细胞。沙门菌还具有一种耐酸应答基因（acid tolerance respone, atr），可使细菌在被吞噬细胞吞噬后，在吞噬体的酸性环境下得到保护，未被杀死，而在吞噬细胞中繁殖。Vi 抗原具有微荚膜的功能，抵抗吞噬细胞的吞噬和杀伤，并阻挡补体、抗体等破坏菌体作用。

（2）毒素：沙门菌死亡后释放出的内毒素，可引起宿主白细胞数下降、体温升高，大剂量时导致中毒症状和休克。个别沙门菌如鼠伤寒沙门菌可产生肠毒素，其性质类似 ETEC 产生的肠毒素。

2.所致疾病　传染源为患者和带菌者，后者在沙门菌感染中的作用更为重要。人类沙门菌感染有 4 种类型。

（1）肠热症：包括伤寒沙门菌引起的伤寒，以及甲型副伤寒沙门菌、肖氏沙门菌（称乙型副伤寒沙门菌）、希氏沙门菌引起的副伤寒。伤寒和副伤寒的致病机制和临床症状基本相似，只是副伤寒的病情较轻，病程较短。沙门菌是胞内寄生菌，当细菌被摄入并通过胃后，细菌经 M 细胞被巨噬细胞吞噬后，部分菌通过淋巴液到达肠系膜淋巴结大量繁殖后，经胸导管进入血流引起第一次菌血症，细菌随血流进入肝、脾、肾、胆囊等器官。这时患者出现不适、发热、全身疼痛等前驱症状。从病菌经口进入人体到疾病发作的时间与感染剂量有关，短则 3 天，长则可达 50 天，通常潜伏期为 2 周。病菌在上述器官繁殖后，再次入血造成第二次菌血症。在未经治疗病例，该时段症状明显，体温先呈阶梯式上升，持续一周，然后高热（39～40 ℃）保持 7～10 天，同时出现相对缓脉，肝脾大，全身中毒症状显著，皮肤出现玫瑰疹，外周血白细胞相对下降。胆囊内沙门菌通过胆汁进入肠道，一部分随粪便排出体外，另一部分再次侵入肠壁淋巴组织，使已致敏的组织发生超敏反应，导致局部坏死和溃疡，严重的可有出血或肠穿孔并发症；肾中的病菌可随尿排出。以上病变在疾病的第 2～3 周出现，若无并发症，自第 3～4 周后病情开始好转。未经治疗的典型伤寒患者死亡率约为 20%。

（2）胃肠炎（食物中毒）：是最常见的沙门菌感染，约占 70%。由摄入大量（>10^8）被猪霍乱沙门菌、鼠伤寒沙门菌、肠炎沙门菌等污染的食物引起，起病急，主要临床症状为呕吐、腹痛、发热、恶寒、水样腹泻，偶有黏液或脓性腹泻。大部分病例在 2～3 天后自愈。

（3）败血症：病菌以猪霍乱沙门菌、希氏沙门菌、肠炎沙门菌、鼠伤寒沙门菌等常见。经口感染后，病菌早期即侵入血液。患者常见于儿童和免疫力低下的成人。败血症症状严重，有寒战、高热、厌食和贫血等，但肠道症状少见。

（4）无症状带菌者：指在症状消失后 1 年或更长的时间内仍可在其粪便中检出有相应沙门菌，有 1%～5%肠热症患者可转变为无症状（健康）带菌者。成为人类伤寒和副伤寒病原菌的储存场所和重要传染源。

3.免疫性 肠热症后可获得一定程度的免疫力。肠热症沙门菌侵入宿主之后,主要在细胞内生长繁殖,因而要彻底杀灭这类胞内寄生菌,沙门菌的免疫主要依赖特异性细胞免疫,是主要防御机制。

(三)微生物学检查

1.标本 肠热症因病程不同采取不同标本,第1周取外周血,第2周起取粪便,第1~3周取骨髓液,第3周起还可取尿液。

2.分离培养和鉴定 血液和骨髓液需要增菌后再接种于肠道选择鉴别培养基;粪便和经离心的尿沉淀物等直接接种于SS选择培养基或肠道鉴别培养基。37 ℃培养24小时后,挑取无色半透明的乳糖不发酵菌落接种于双糖或三糖铁培养基上。如疑为沙门菌,再继续做生化反应,并用沙门菌多价特异性抗血清做玻片凝集试验予以确定。

3.血清学诊断 肥达试验是用已知伤寒沙门菌菌体(O)抗原和鞭毛(H)抗原,以及甲型副伤寒沙门菌、肖氏沙门菌和希氏沙门菌H抗原的诊断菌液与受检血清做微孔板或试管凝集试验,测定受检血清中有无相应抗体及其效价的试验,可辅助诊断肠热症。肥达试验结果的解释须结合临床表现、病程、病史,以及地区流行病学情况。正常人血清伤寒沙门菌O凝集效价小于1∶80,H凝集效价小于1∶160,引起副伤寒的沙门菌H凝集效价小于1∶80。只有当检测结果等于或大于上述相应数值时才有诊断价值。

4.伤寒带菌者的检出 最可靠的诊断方法是分离出病原菌。标本为可疑者的胆汁、粪便或尿液,但通常检出率不高。一般先用血清学方法检测可疑者Vi抗体进行筛选,若效价≥1∶10时,再反复取粪便等标本进行分离培养,以确定是否为带菌者。

(四)防治原则

做好食品和水源的卫生管理,防止被沙门菌感染的动物和人污染。及时发现、确认和治疗带菌者,口服伤寒沙门菌Ty21a活菌苗,是伤寒Vi荚膜多糖疫苗,已有资料表明Vi抗原是一种保护性抗原。肠热症的治疗早期使用的是氯霉素,但由于氯霉素对骨髓的毒性作用,且20世纪70年代在世界各地也广泛出现了质粒介导的氯霉素抗性菌株,开始使用其他替代药物,主要是功效与氯霉素相当的复方三甲氧烯胺和氨苄西林。自1989年起,多重耐上述药物的菌株在世界很多地方出现,目前使用的有效药物主要是环丙沙星。

五、其他肠道杆菌

(一)克雷伯菌属

克雷伯菌属(Klebsiella)有7个种:肺炎克氏菌(K. pneumoniae)、催娩克氏菌(K. oxytoca)、解鸟氨酸克氏菌(K. ornithinolytica)、植生克氏菌(K. planticola)和土生克氏菌(K. terrigena)。其中肺炎克氏菌又可分3个亚种:肺炎克雷伯菌肺炎亚种(K. pneumoniae subsp. pneumoniae)、鼻炎克雷伯菌鼻炎亚种(K. ozaenae subsp. ozaenae)和鼻硬结克雷伯菌鼻硬结亚种(K. rhinoscleromatis subsp. rhinoscleromatis)。肺炎克氏菌肺炎亚种,亦称Friedländer杆菌,通称肺炎杆菌,革兰阴性,大小(0.5~0.8 μm)×(1~2 μm),球杆形,成对排列,无鞭毛,有较厚的荚膜,多数菌株有菌毛,营养要求不高,在普通培养基上生长的菌落大,呈黏液状,相互融合,以接种环挑之易拉成丝,此特征有助于鉴别,有O抗原和K抗原,后者是分型的依据。肺炎克氏菌有80多个型,肺炎亚种大多属于3、12型;臭鼻亚种几乎全为4型,少数为 5、6 型;鼻硬结亚种多数为 3 型。肺炎克氏菌肺炎亚种存在于人类肠道、呼吸道及水和谷物中。当机体免疫力降低或长期大量使用抗生素导致菌群失调时引起感染。常见有肺炎、支气管炎、泌尿道和创伤感染,有时引起严重的败血症、脑膜炎、腹膜炎等。目前是除大肠埃希菌外的医源性感染最重要的条件致病菌。肺炎克氏菌臭鼻亚种通称臭鼻杆菌,能引起慢性萎缩性鼻炎,侵犯鼻咽部,使组织发生坏死。

（二）变形杆菌属

变形杆菌属(Proteus)为肠道正常菌群,有 4 个种:普通变形杆菌(P. vulgaris)、产黏变形杆菌(P. myxofaciens)、奇异变形杆菌(P. mirabilis)和潘氏变形杆菌(P. permeri)。革兰阴性,大小(0.4～0.6 μm)×(1～3 μm)。有明显多形性,可为球状或丝状。无荚膜。幼龄培养物中有周身鞭毛,运动活泼。有菌毛,可黏附至植物和真菌细胞表面,但不能与动物或人类细胞黏附。营养要求不高,在固体培养基上呈扩散性生长,形成以菌接种部位为中心的厚薄交替、同心圆型的层波状菌苔,称为迁徙生长现象(swarming growth phenomenon),其原因不明。若在培养基中加入 0.1%苯酚、4%乙醇或 0.4%硼酸,或将琼脂浓度增加至 5%,则抑制鞭毛生长,迁徙现象消失,形成一般的菌落。能迅速分解尿素,是本菌属的一个重要特征。个别菌株发酵乳糖。变形杆菌属根据菌体抗原分群,再以鞭毛抗原分型,现至少有 100 多个血清型。普通变形杆菌 OX19、OX2 和 OXk 菌株含有的菌体 O 抗原,可与斑疹伤寒立克次体和恙虫病立克次体的部分抗原发生交叉反应,故可用以代替立克次体作为抗原与患者血清进行凝集反应,此称为外斐试验(Weil-Felix test),以辅助诊断立克次体病。现证明立克次体与变形杆菌间抗原的相同部分是其耐稀碱、耐热的组分。变形杆菌在自然界分布很广,存在于污水、土壤和垃圾中,动物和人的肠道也经常存在。在肠道中一般不引起疾病,普通变形杆菌和奇异变形杆菌是仅次于大肠埃希菌的泌尿道感染的主要致病菌。其泌尿酶可分解尿素产氨,使尿液 pH 增高,碱性环境下有利于变形杆菌的生长。肾结石和膀胱结石的形成可能与变形杆菌感染有关。有的菌株尚可引起腹膜炎、脑膜炎、败血症和食物中毒等。潘氏变形杆菌偶从临床标本中分离到,是引起医院内感染的病原菌。产黏变形杆菌尚未从人类感染中分离出。

第三节　厌氧性细菌

厌氧性细菌(anaerobic bacteria),简称厌氧菌,是一群生长和代谢不需要氧气的细菌,广泛分布于人和动物的肠道及自然界中。根据能否形成芽胞,将其分为无芽胞厌氧菌和厌氧芽胞梭菌属两大类。厌氧芽胞梭菌属与医学关系最为密切,近年来,无芽胞厌氧菌引起的内源性感染也逐渐被医学界重视。

一、厌氧芽胞梭菌属

厌氧芽胞梭菌属(Clostridium)是一群革兰阳性,专性厌氧,能形成芽胞的粗大杆菌。芽胞直径比菌体宽,使细菌膨大呈梭形,故得名。现有 157 个种,多数为腐生菌,少数为致病菌,在条件适宜时,芽胞发芽形成繁殖体,产生外毒素,引起疾病,如破伤风梭菌、产气荚膜梭菌、肉毒梭菌等。

（一）破伤风梭菌

破伤风梭菌(C. tetani)是破伤风的病原菌,当机体受刺伤、扎伤、创口被污染或分娩时用污染的器械剪断脐带等时,本菌可侵入引起感染。临床症状表现为强直性痉挛、抽搐,可因呼吸衰竭、窒息而死亡。

1. 生物学性状　本菌周身鞭毛,菌体细长,无荚膜。芽胞呈正圆形,位于菌体顶端,直径大于菌体呈鼓槌状(图 2-7)。革兰染色阳性,严格厌氧。芽胞 100 ℃1 小时可被完全破坏,在干燥的土壤和尘埃中可存活数年。

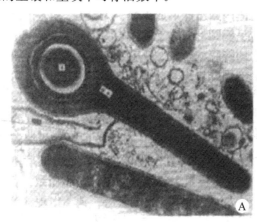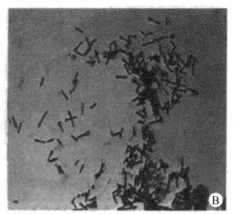

图 2-7　破伤风梭菌芽胞

A. 电镜;B. 光镜

2. 致病性与免疫性　破伤风梭菌由伤口侵入人体,在局部芽胞发芽,大量繁殖产生毒素引起破伤风,伤口的厌氧微环境是感染的必要条件。破伤风痉挛毒素是引起破伤风的主要致病物质,毒性非常强,仅次于肉毒毒素。产生的破伤风痉挛毒素沿外周运动神经轴突逆行向上,到达运动神经元,通过跨突触运动,进入中枢神经系统,阻止抑制性神经介质(甘氨酸和 γ-氨基丁酸)的释放,干扰了抑制性神经元的协调作用,使肌肉的兴奋与抑制失调,引起屈肌和伸肌同时发生收缩,肌肉出现强直性痉挛。

破伤风的早期症状有漏口水、肌肉酸痛、出汗和易激动等;继而出现全身肌肉痉挛、苦笑貌、牙关紧闭、咀嚼困难、持续性背部痉挛(角弓反张)等。

3. 微生物学检查　采用伤口直接涂片镜检和厌氧分离培养法阳性率很低,无实际意义。临床上根据典型的症状,结合病史可做出诊断。

4. 防治原则

(1)正确处理伤口:彻底清创扩创,应用抗生素,防止细菌感染和厌氧微环境的形成。注射破伤风类毒素,可刺激机体产生相应抗毒素,我国主要采取白百破三联疫苗预防接种,有可能引起破伤风感染时,应注射破伤风抗毒素(tetanus antitoxin,TAT)采取紧急预防,由于目前应用的 TAT 是用破伤风类毒素免疫马匹获得的马血清纯化制剂,因此注射前必须做皮试。

(2)特异性治疗:对于已发病者应早期足量应用 TAT 进行治疗,剂量为 10 万～20 万 U,包括静脉滴注、肌内注射或伤口局部注射。必要时可采用脱敏注射法或用人抗破伤风免疫球蛋白。抗菌治疗可采用大环内酯类抗生素或先锋霉素类。

(二)产气荚膜梭菌

产气荚膜梭菌(C. perfringens)广泛存在于土壤、动物和人的肠道中,主要引起气性坏疽和食物中毒。

1. 生物学性状　产气荚膜梭菌为 G^+ 粗大杆菌,两端钝圆,在机体内繁殖能形成荚膜,无鞭毛,芽胞位于次极端,呈椭圆形,小于菌体(图 2-8)。厌氧,20～50℃均能旺盛生长,最适生长温度为 42 ℃,此时该菌分裂周期仅为 8 分钟。

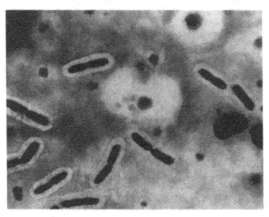

图 2-8　产气荚膜梭菌(光镜×1000)

在血琼脂平板上,多数菌株呈双层溶血环,由 θ 毒素引起内环的完全溶血,由 α 毒素引起外环的不完全溶血。在蛋黄琼脂平板培养基上,菌落周围出现乳白色浑浊圈,是由其产生的卵磷脂酶(α 毒素)分解蛋黄中卵磷脂所致。若在培养基中加入 α 毒素的抗血清,则不出现浑浊圈,此现象称为 Nagler 反应。在牛奶培养基中(液面用石蜡封固)能分解培养基中的乳糖产酸,使其中的酪蛋白凝固;同时产生大量气体(H_2 和 CO_2),将凝固的蛋白质冲成蜂窝状,将封固液面的石蜡层上推,甚至把棉塞推出管外,气势凶猛,称为"汹涌发酵"(stormy fermentation)。

2. 致病性和免疫性　产气荚膜梭菌可产生十余种外毒素,有荚膜,侵袭力强,主要引起气性坏疽、食物中毒等疾病。

3. 微生物学检查　从伤口深部取材涂片染色,可见 G^+ 两端钝圆的粗大杆菌,并伴有其他杂菌,白细胞少且形态不典型,即可做出初步诊断。

4. 防治原则　对局部感染应尽早施行扩创,清除感染和坏死组织,必要时截肢以防止病变扩散。采用大剂量青霉素、气性坏疽多价抗毒素与高压氧舱法治疗。

(三)肉毒梭菌

肉毒梭菌(C. botulinum)主要存在于土壤,在厌氧条件下能产生毒性极强的肉毒毒素而引起疾病,最常见的为肉毒中毒和婴儿肉毒病。

1. 生物学性状　肉毒梭菌为革兰阳性粗短杆菌,芽胞呈椭圆形,直径大于菌体,位于次极端,使整个菌体成汤匙状或网球拍状(图 2-9)。无荚膜,有鞭毛。严格厌氧,可在普通琼脂培养基上生长,能产生脂酶,在卵黄培养基上,菌落周围出现混浊圈。肉毒毒素不耐热,煮沸 1 分钟即可被破坏。肉毒毒素对蛋白酶和酸的抵抗力较强,口服后不易被胃肠的消化液破坏,故可被吸收。

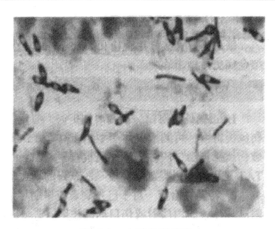

图 2-9　肉毒梭菌芽胞

2.致病性

(1)致病物质:本菌致病主要依靠其剧烈的神经毒素-肉毒毒素。肉毒毒素是已知毒性最剧烈的外毒素,毒性比氰化钾强 1 万倍,纯结晶的肉毒毒素 1 mg 能杀死 2 亿只小白鼠。肉毒毒素由细菌死亡自溶后释放,作用于外周胆碱能神经,抑制神经肌肉接头处神经介质乙酰胆碱的释放,导致肌肉出现弛缓性麻痹。

(2)所致疾病:本菌主要引起食物中毒。食品在制作过程中如被肉毒梭菌芽胞污染,制成后又未彻底灭菌,芽胞可在厌氧环境中繁殖,产生毒素,食入已产生毒素又未经加热的食品而发生食物中毒,称为毒素性食物中毒。肉毒中毒的胃肠道症状很少见,主要为神经末梢麻痹。潜伏期可短至数小时,先出现不典型的乏力、头痛等症状,然后出现复视、斜视、眼睑下垂等眼肌麻痹症状;继而出现吞咽和咀嚼困难,口齿不清等咽部肌肉麻痹症状;直至膈肌麻痹、呼吸困难,导致呼吸衰竭死亡。很少见肢体麻痹,不发热,神志清楚。此外,还可引起婴儿肉毒病及创伤感染中毒。

3.微生物学检查　食物中毒、婴儿肉毒病可取粪便、剩余食物分离病菌。毒素检查可将培养物滤液或食物上清液分成 2 份,其中 1 份加抗毒素,然后分别注射小鼠腹腔,如果抗毒素组小鼠得到保护表明有肉毒毒素存在。

4.防治原则　加强食品卫生管理和监督。对患者应根据症状尽早做出诊断,迅速注射A、B、E 三型多价抗毒素,同时加强护理和对症治疗,特别是维持呼吸功能。

(四)艰难梭菌

艰难梭菌(C. difficile)是人类肠道中正常菌群之一,为革兰阳性粗大杆菌,(0.5～1.9)μm×(3.0～16.9)μm。有鞭毛,卵圆形芽胞位于次极端,专性厌氧。用环丝氨酸-甘露醇等特殊培养基可以从粪便中分离到本菌。部分艰难梭菌可产生 A、B 两种毒素,毒素 A 为肠毒素,毒素 B 为细胞毒素,能使肌动蛋白解聚,损坏细胞骨架,致局部肠壁细胞坏死,直接损伤肠壁细胞。毒素基因(tox 基因)位于染色体上,如长期使用抗生素导致菌群失调,该菌可引起内源性感染。在医院内,若易感人群多,亦可引起外源性感染。感染率 15%～25%,但大多为无症状携带者。当患者长期使用或不规范使用某些抗生素(头孢霉素、氨苄西林和红霉素等)以后,可引起肠道内的菌群失调,导致肠道中的部分正常菌群被抑制,发生菌群失调,耐药性艰难梭菌却乘机大量繁殖并释放毒素,有发热、白细胞增多等全身中毒表现,出现水样腹泻,导致抗生素相关性腹泻(antibiotic-associated diarrhea),严重患者可出现血水样腹泻,并排出假膜,称为假膜性结肠炎(pseudomembranous colitis)。治疗需及时停用相关抗生素,改用本菌敏感的万古霉素或甲硝唑。由于芽胞不易被抗生素杀灭,复发率为20%～30%。

二、无芽胞厌氧菌

与人类疾病有关的无芽胞厌氧菌寄生于人和动物的体表及与外界相通的腔道内,构成人体的正常菌群,包括革兰阳性和革兰阴性的球菌和杆菌。在人体的正常菌群中,无芽胞厌氧菌占绝对优势,是其他非厌氧性细菌(兼性厌氧菌和需氧菌)的10～1000倍。例如,在肠道菌群中,厌氧菌占99.9%,大肠埃希菌等只占0.1%。口腔、上呼吸道、皮肤和泌尿生殖道的正常菌群中,80%～90%为无芽胞厌氧菌。在正常情况下,其对人体无害,但在某些特定状态下,这些细菌作为重要条件致病菌可导致内源性感染。

(一)生物学性状

无芽胞厌氧菌种类繁多,是一大群专性厌氧繁殖、无芽胞的菌属,包括革兰阳性及阴性的球菌和杆菌。共有30多个菌属,200余菌种,其中与人类疾病相关的有10多个属,在人体正常菌群中占绝对优势,广泛分布于人和动物的口腔、皮肤、胃肠道和泌尿生殖道,常引起内源性感染,在临床厌氧菌感染中,约90%为无芽胞厌氧菌。在所有厌氧菌感染中,以类杆菌属(Bacteroides)感染为最重要。

1.革兰阴性厌氧杆菌　革兰阴性无芽胞厌氧杆菌有8个属,临床上最常见的革兰阴性厌氧杆菌中,以类杆菌属中的脆弱类杆菌(B. fragilis)最为重要,占临床厌氧菌的25%,其为直肠部位的正常菌群。该菌为革兰染色阴性杆菌,形态特征为两端钝圆、浓染、中间着色浅似空泡状。大小不一,形态呈多型性、无芽胞、有荚膜。专性厌氧,除类杆菌在培养基上生长迅速外,其余均生长缓慢。但在感染标本中,菌体形态可呈多型性,有荚膜。类杆菌有典型的G菌细胞壁,但其脂多糖无内毒素活性,主要原因是其缺乏磷酸基团和氨基葡萄糖残基上脂肪酸较少。梭杆菌属多为口腔、直肠和女性生殖道中的正常菌群。

2.革兰阴性厌氧球菌　革兰阴性无芽胞厌氧球菌有3个属,其中韦荣球菌属(Veillonella)最为重要。该菌为革兰染色阴性小球菌,菌体直径0.3～0.5 μm,短链排列或成对、成簇排列,无鞭毛,无芽胞。严格厌氧,营养要求较高,触酶阴性。该菌是咽喉部主要厌氧菌。

3.革兰阳性厌氧球菌　革兰阳性厌氧球菌有5个属,其中具有临床意义的是消化链球菌属(Peptostreptococcus),革兰染色阳性球菌,生长缓慢,培养需要5～7天。不规则成堆或链状,无芽胞,无鞭毛。严格厌氧,主要寄居于阴道,在临床厌氧菌分离株中仅次于脆弱类杆菌,占20%～35%,为第2位,大多为混合感染。厌氧菌菌血症仅1%由G^+菌引起,主要为本菌属,常因女性生殖道感染而引起。

4.革兰阳性厌氧杆菌　革兰阳性厌氧杆菌有7个属,在临床厌氧菌分离株中占22%,其中23%为真杆菌,57%为丙酸杆菌。主要有:

(1)丙酸杆菌属(Propionibacterium):革兰染色阳性多形性杆菌,属于皮肤正常菌群。常呈链状或成簇排列,无鞭毛,无芽胞。严格厌氧,能在普通培养基上生长,时间需2～5天。触酶阳性。与人类有关的有3个菌种,临床常见的是痤疮丙酸杆菌(P. acnes)。

(2)双歧杆菌属(Bifidobacterium):革兰染色阳性杆菌,有细杆状、链状、球状、棒状和分枝状等,耐酸。无芽胞,无动力,严格厌氧。触酶阴性。双歧杆菌在婴儿、成人肠道菌群中占很高比例,婴儿尤为突出。在大肠中起重要的调节作用,控制pH,对抗外源致病菌的感染。双歧杆菌具有抗衰老、提高免疫和抗肿瘤作用。只有齿双歧杆菌(B. dentium)与牙周炎和龋齿有关,其致病作用仍不明确。其他细菌极少能从临床标本中分离到。

(3)真杆菌属(Eubacterium):革兰染色阳性杆菌,菌体细长,单一形态或多形态,无芽胞。有动力或无动力。严格厌氧,生化反应活泼,但生长缓慢,常需培养 7 天。真杆菌是肠道重要的正常菌群,部分菌种与感染有关,但都出现在混合感染中,最常见的为迟钝真杆菌(E. lentum)。

(二)致病性

1.致病条件　无芽胞厌氧菌是寄生于皮肤及外界相通腔道黏膜上的正常菌群,当寄居部位的改变,如拔牙、手术和穿孔等使细菌侵入非正常寄居的部位;长期联合应用抗生素,破坏了机体正常菌群的平衡,使体内厌氧菌得到优势增长;机体免疫力降低,如在治疗中使用免疫抑制剂、激素或 X 线、糖尿病、恶性肿瘤和大面积烧伤等均可造成免疫功能下降。若局部还有坏死组织,伴有局部供血障碍时,易形成厌氧微环境,有助于厌氧菌生长繁殖。

2.致病物质　无芽胞厌氧菌的致病物质主要有:①通过菌毛、荚膜等表面结构吸附、侵入上皮细胞和各种组织;②无芽胞厌氧菌能产生多种毒素、胞外酶及可溶性代谢产物,如类杆菌属中的某些菌株可产生胶原酶、蛋白酶、肠毒素、纤溶酶、DNA 酶、溶血素和透明质酸酶等;③改变其对氧的耐受性,有些厌氧菌能产生超氧化物歧化酶(SOD),使其对局部微环境的耐受性增强,有利于在局部的致病作用。

3.感染特征　无芽胞厌氧菌引起的感染特征,可作为诊断厌氧菌感染的参考:①为内源性感染,感染部位可遍及全身,多呈慢性;无特定病型,大多为化脓性感染,形成局部脓肿或组织坏死,也可侵入血流形成败血症;②分泌物或脓液黏稠,乳白色、粉红色、血色或棕黑色,并伴有恶臭味,有时有气体产生;③分泌物直接涂片镜检可见细菌,而有氧培养时无细菌;④使用氨基糖苷类抗生素如卡那霉素、链霉素、庆大霉素等长期治疗无效。

4.所致疾病　无芽胞厌氧菌可引起全身不同部位的感染,如呼吸道感染、腹腔感染、口腔感染、败血症、女性生殖道感染、盆腔感染和中枢神经系统感染等。

(三)微生物学检查

1.标本的采集　标本应从感染处采取并注意避免正常菌群的污染,应选择确定的感染中心部位以严格的无菌技术采集感染深部的渗出液或浓汁。最可靠的标本是无菌切取或活检得到的组织标本;从感染深部吸取的渗出物或脓汁亦可。由于厌氧菌对氧极敏感,因此标本采集后应立即放于特制的厌氧标本瓶中,并迅速送检。

2.直接涂片镜检　脓汁或穿刺液可直接涂片染色镜检,观察细菌的染色性、形态特征和菌量的多少,供初步判断时参考。

3.分离培养与鉴定　分离培养与鉴定是证实无芽胞厌氧菌感染的关键方法。标本应立即接种到营养丰富、新鲜、含有还原剂的培养基,特殊培养基,选择培养基中。最常用的是牛心脑浸液为基础的血平板。标本接种后分别置于 37 ℃有氧和无氧环境中培养 48 小时。只有在无氧环境中生长而有氧环境中不生长的才是专性厌氧菌。获得纯培养后,再经生化反应等进行进一步鉴定。

(四)防治原则

彻底清洗伤口,去除坏死组织和异物,维持局部良好的血液循环,预防局部出现厌氧微环境,是防止厌氧菌生长的重要措施。要正确选用抗生素,临床上 95% 以上无芽胞厌氧菌包括脆弱类杆菌对羧噻吩青霉素、亚胺培南、哌拉西林及甲硝唑等敏感,万古霉素适用于所有革兰阳性厌氧菌感染。但越来越多抗性菌株的产生增加了治疗的难度,95%菌株对青霉素有抗性。最好根据药敏试验结果选用抗生素,以免耽误患者的治疗。

第四节　分枝杆菌属

分枝杆菌属(Mycobacterium)是一类细长略带弯曲的微生物,因有分枝生长趋势而得名。分枝杆菌种类较多,可分为结核分枝杆菌、非结核分枝杆菌和麻风分枝杆菌三类。

一、结核分枝杆菌

结核分枝杆菌(M. tuberculosis),简称结核杆菌,是引起结核病的病原菌,以肺结核为最多见。据 WHO 估算,2015 年全球已有近 20 亿(1/3)人口受结核菌的感染,有 2000 万结核病患者,每年新发生的结核病患者数为 800 万~1000 万人,死亡人数达 250 万~300 万人,成为传染病的头号杀手。在全球 22 个结核病高负担国家中我国发病人数仅次于印度列第 2 位,其中 80%的患者在农村,75%的患者为青壮年。近 20 余年来,由于 AIDS 的流行、移民、多药耐药结核菌的增多,以及不少国家和地区对结核病控制的忽视等因素,全球结核病形势急剧恶化,无论发达国家或发展中国家,结核病患者数都在增加。因此,结核病已成为全世界广泛关注的重大公共卫生问题和社会问题,1995 年底 WHO 决定把每年的 3 月 24 日定为"世界防治结核病日"。

(一)生物学性状

1. 形态与染色　结核分枝杆菌大小为(1~4 μm)×0.4 μm,呈分枝状,易成堆或束状排列,用齐尼(Ziehl-Neelsen)抗酸染色法染色后呈红色,故而称其为抗酸杆菌(acid-fast bacilli)(图 2-10),而其他细菌和背景中的物质为蓝色。

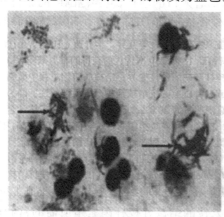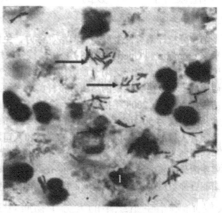

图 2-10　结核分枝杆菌的抗酸染色(10×100)

2. 培养特性　专性需氧,最适温度为 37 ℃,pH6.5~6.8。结核分枝杆菌细胞壁的脂质含量较高,影响营养物质的吸收,故生长缓慢。常用罗氏(Lowenstein-Jensen)固体培养基进行培养,一般 2~4 周可见菌落生长。菌落呈颗粒、结节或花菜状,乳白色或米黄色,不透明(图 2-11)。也可以使用 Middlebrook 7H9、7H10 和 7H11 培养基培养结核分枝杆菌。

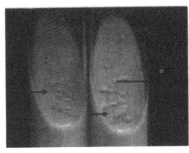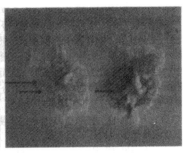

图 2-11　结核分枝杆菌在罗氏固体培养基上的菌落形态

3.生化反应　结核分枝杆菌不发酵糖类。与牛分枝杆菌的区别在于结核分枝杆菌可合成烟酸和还原硝酸盐,而牛分枝杆菌不能。热触酶试验对区别结核分枝杆菌与非结核分枝杆菌有重要意义。结核分枝杆菌大多数触酶试验阳性,而热触酶试验阴性;非结核分枝杆菌则大多数两种试验均阳性。

4.抵抗力　结核分枝杆菌细胞壁中含有大量脂质,故对乙醇敏感。脂质可防止菌体水分丢失,故对干燥的抵抗力特别强。黏附在尘埃上保持传染性 8～10 天,在干燥痰内可存活 6～8 个月。结核分枝杆菌对湿热和紫外线敏感,对链霉素、异烟肼、利福平、环丝氨酸、乙胺丁醇、卡那霉素、对氨基水杨酸等药物敏感,但长期用药容易出现耐药性,而对吡嗪酰胺的耐药性 <5%。

5.变异性　结核分枝杆菌可发生形态、菌落、毒力、免疫原性和耐药性等变异。卡介苗(BCG)是法国科学家 Calmette 和 Guerin(1908)将牛结核分枝杆菌经 13 年 230 次传代而获得的毒力减弱、稳定遗传的活疫苗株,现广泛用于预防接种。结核分枝杆菌的耐药性变异是结核病防治过程中面临的严峻挑战。如果患者感染的结核分枝杆菌对一种或一种以上的抗结核药物产生了耐药性,即为耐药结核病。WHO 2008 年报道显示,全球结核病总耐药率为20.0%,耐多药率为 5.3%,估计全球耐多药结核病为 50 万例。其中,被 WHO 认定的 27 个耐药高负担国家占了病例总数的 85%。特别是随着人口的增长、世界范围内的旅行和人口流动的增加,耐药性肺结核病例更趋上升态势,每年约增加 30 万新病例。耐药结核病的流行持续威胁着结核病控制工作,对异烟肼和利福平耐药的多重耐药结核分枝杆菌(Multidrug resistance Mycobacteria tuberculosis,MDR-Tb)使抗结核治疗面临更加艰巨的历程,广泛耐药结核病的出现更加剧了这一威胁。

(二)致病性

结核分枝杆菌不产生内、外毒素。其致病性可能与细菌在组织细胞内大量繁殖引起的炎症,菌体成分和代谢物质的毒性,以及机体对菌体成分产生的免疫损伤有关。

1.致病物质　结核分枝杆菌致病与荚膜、脂质和蛋白质有关。

(1)荚膜:主要成分为多糖,部分脂质和蛋白质。其有助于结核分枝杆菌在宿主细胞上的黏附与入侵;降解宿主组织中的大分子物质,供入侵的结核分枝杆菌繁殖所需的营养;防止宿主的有害物质进入结核分枝杆菌,还可抑制吞噬体与溶酶体的融合。

(2)脂质:主要成分①索状因子:它能破坏细胞线粒体膜,影响细胞呼吸,抑制白细胞游走和引起慢性肉芽肿。若将其从细菌中提出,则细菌丧失毒力;②磷脂:能促使单核细胞增生,并使炎症病灶中的巨噬细胞转变为类上皮细胞,从而形成结核结节;③硫酸脑苷脂(sulfatide):可抑制吞噬细胞中吞噬体与溶酶体的结合,使结核分枝杆菌能在吞噬细胞中长期存活;

④蜡质 D:可激发机体产生迟发型超敏反应。

(3)蛋白质:有抗原性,和蜡质 D 结合后能使机体发生超敏反应,引起组织坏死和全身中毒症状,并在形成结核结节中发挥一定作用。

2.所致疾病　结核分枝杆菌可通过呼吸道、消化道或皮肤损伤侵入易感机体,引起多种组织器官的结核病,其中以通过呼吸道引起肺结核为最多。由于感染菌的毒力、数量、机体的免疫状态不同,肺结核可分为原发性和继发性两大类。

(1)原发性肺结核:结核分枝杆菌初次侵入人体后发生的原发感染,称原发性肺结核(primary pulmonary tuberculosis),是小儿肺结核的主要类型。肺泡中有大量巨噬细胞,少数活的结核分枝杆菌进入肺泡即被巨噬细胞吞噬。由于该菌有大量脂质,可抵抗溶菌酶而继续繁殖,使巨噬细胞遭受破坏,释放出的大量细菌,在肺泡内引起炎症,称为原发灶。初次感染的机体因缺乏特异性免疫,结核分枝杆菌常经淋巴管到达肺门淋巴结,引起肺门淋巴结肿大,称原发综合征。此时,可有少量结核分枝杆菌进入血液,向全身扩散,但不一定有明显症状(称隐性菌血症);与此同时,病灶内巨噬细胞将特异性抗原递呈给周围淋巴细胞。感染 3~6 周后,机体产生特异性细胞免疫,同时也出现超敏反应。病灶中结核分枝杆菌的细胞壁磷脂,一方面刺激巨噬细胞转化为上皮样细胞,后者相互融合或经核分裂形成多核巨细胞(即朗汉斯巨细胞),另一方面抑制蛋白酶对组织的溶解,使病灶组织溶解不完全,产生干酪样坏死,周围包着上皮样细胞,外有淋巴细胞、巨噬细胞和成纤维细胞,形成结核结节(即结核肉芽肿),是结核的典型病理特征。感染后约 5% 可发展为活动性肺结核,其中少数患者因免疫低下,可经血和淋巴系统播散至骨、关节、肾、脑膜及其他部位引起相应的结核病。90% 以上的原发感染形成纤维化或钙化,不治而愈,但病灶内常仍有一定量的结核分枝杆菌长期潜伏,不但能刺激机体产生免疫也可成为日后内源性感染的原因。

(2)继发性肺结核(secondary pulmonary tuberculosis):又称成人型肺结核,可能因陈旧的初染原发病灶复燃(称内源性复发),或原发结核痊愈后再次由外界感染的结核分枝杆菌(称外源性重复感染)引起。由于机体已有特异性细胞免疫,因此原发后感染的特点是病灶多局限,一般不累及邻近的淋巴结,被纤维素包围的干酪样坏死灶可钙化而痊愈。若干酪样结节破溃,排入邻近支气管,则可形成空洞并释放大量结核分枝杆菌至痰中。

部分患者结核分枝杆菌可进入血液循环引起肺内、外播散,如脑、肾结核等,痰菌被咽入消化道也可引起肠结核、结核性腹膜炎等。

(三)免疫性

1.免疫机制　结核分枝杆菌侵入人体后,首先被巨噬细胞吞噬,有活性的结核分枝杆菌能在巨噬细胞内长期潜伏,甚至存活几十年。巨噬细胞作为抗原提呈细胞加工处理结核分枝杆菌抗原并转运到细胞表面,从而激活 T 细胞。而活化的 $CD4^+$ T 细胞和 $CD8^+$ T 细胞又激活巨噬细胞,使其与 T 细胞一起,促进结核性肉芽肿形成,包绕结核分枝杆菌,抑制结核分枝杆菌播散。但是,结核病的免疫反应是一柄"双刃剑",如果调节适当可协助机体杀灭结核分枝杆菌,若调节不当将造成机体的组织损伤。若某种 T 细胞、重要细胞因子或巨噬细胞中任一环节发生障碍,都将导致机体对结核分枝杆菌免疫下降,而引起结核病发生。

人体对结核的免疫属于感染性免疫(infectious immunity),又称有菌免疫,即只有当结核分枝杆菌或其组分存在于体内时机体才有免疫力。一旦体内的结核分枝杆菌及其组分全部消失,免疫也随之减弱,直至消失。

2.免疫与超敏反应　机体对结核分枝杆菌产生保护作用的同时,也可以看到有迟发型超敏反应的产生,两者均为 T 细胞介导的结果。从郭霍现象(Koch phenomenon)可以看到,将结核分枝杆菌初次注入健康豚鼠皮下,10~14 天后局部溃烂不愈,附近淋巴结肿大,细菌扩散至全身,表现为原发感染的特点。若以结核分枝杆菌对以前曾感染过结核分枝杆菌的豚鼠进行再感染,则于 1~2 天内局部迅速产生溃烂,易愈合。附近淋巴结不肿大,细菌亦很少扩散,表现为原发后感染的特点。可见再感染时溃疡浅、易愈合、不扩散,表明机体已有一定免疫力。但再感染时溃疡发生快,说明在产生免疫的同时有超敏反应的参与。近年来研究表明,结核分枝杆菌诱导机体产生免疫和超敏反应的物质不同。超敏反应主要由结核菌素蛋白和蜡质D共同引起,而免疫则由结核分枝杆菌核糖体 RNA(rRNA)引起。两种不同抗原成分激活不同的 T 细胞亚群释放出不同的淋巴因子。

3.结核菌素试验　结核菌素试验(tuberculin skin test,TST)是应用结核菌素进行皮肤试验来测定机体对结核分枝杆菌是否能引起超敏反应的一种体内试验,可用于判断机体对结核分枝杆菌是否有免疫力。

(1)结核菌素试剂:以往用旧结核菌素(old tuberculin,OT)。目前都用纯蛋白衍化物(purified protein derivative,PPD)。PPD 有两种:人结核分枝杆菌制成的 PPD-C 和卡介苗制成的 BCG-PPD。每 0.1 mL 含 5U。

(2)试验方法和结果判断:常规试验分别取 2 种 PPD 5 个 U 注射两前臂皮内,48~72 小时后红肿硬结超过 5 mm 者为阳性,≥15 mm(有的伴局部有水疱、坏死)者为强阳性,对临床诊断有意义。两侧均红肿,若 PPD-C 侧红肿大于 BCG-PPD 侧为感染。反之,BCG-PPD 侧大于 PPD-C 侧,可能系卡介苗接种所致。

(3)意义:阴性反应表明未感染过结核分枝杆菌,但应考虑以下情况:①超敏反应前期,因结核分枝杆菌感染后需 4 周以上才能出现超敏反应;②老年人;③严重结核患者或正患有其他传染病导致的细胞免疫低下,如麻疹;④免疫功能缺陷和免疫系统暂时受到抑制,如 AIDS、肿瘤等或用过免疫抑制剂者。为排除假阴性,国内有的单位加用无菌植物血凝素(PHA)针剂,0.1 mL 含 10 μg 做皮试。若 24 小时红肿大于 PHA 皮丘者为细胞免疫正常,若无反应或反应不超过 PHA 皮丘者为免疫低下。

(四)微生物学检查

结核病的症状和体征往往不典型,虽可借助 X 线摄片诊断,但确诊仍有赖于细菌学检查。标本采集根据感染部位而定。可取痰、支气管灌洗液、尿、粪、脑脊液或胸腔积液、腹水。其他肺外感染可取血或相应部位分泌液或组织细胞。

1.直接涂片镜检　标本直接涂片或集菌后涂片,用抗酸染色法染色。若找到抗酸阳性菌即可初步诊断。抗酸染色一般用 Ziehl-Neelsen 染色法。为加强染色,可用 IK(intensified Kinyoun)染色法染色。将苯酚复红染色过夜,用 0.5%盐酸乙醇脱色 30 秒,则包括大多结核分枝杆菌 L 型也可着色。为提高镜检敏感性,也可用金胺染色,在荧光显微镜下结核分枝杆菌呈现金黄色荧光。

2.细菌分离培养

(1)浓缩集菌:先集菌后检查,可提高检出率。培养与动物试验也必须经集菌过程以除去杂菌。脑脊液和胸腔积液、腹水无杂菌,可直接离心沉淀集菌。痰、支气管灌洗液、尿、粪等污染标本需经 4%NaOH(痰和碱的比例为 1∶4,尿、支气管灌洗液和碱的比例为 1∶1)处理 15

分钟,时间过长易使结核分枝杆菌 L 型与非结核分枝杆菌死亡。尿标本先加 5%鞣酸、5%乙酸各 0.5 mL 于锥形量筒内静置,取沉淀物处理。处理后的材料再离心沉淀。取沉淀物做涂片染色镜检。若需进一步做培养或动物接种,应先用酸中和后再离心沉淀。

(2)分离培养:将经中和集菌材料接种于固体培养基,器皿口加橡皮塞于 37 ℃培养,每周观察 1 次。结核分枝杆菌生长缓慢,一般需 2～4 周长成肉眼可见的菌落。液体培养可将集菌材料滴加于含血清的培养液,可于 1～2 周在管底见有颗粒生长。取沉淀物做涂片,能快速获得结果,并可进一步做生化、药敏等测定并区分结核分枝杆菌与非结核分枝杆菌。国内学者已证明结核分枝杆菌 L 型可存在于血细胞内或黏附于细胞表面。这种患者往往血沉加快,用低渗盐水溶血后立即接种高渗结核分枝杆菌 L 型培养基能提高培养阳性率。

3.动物试验 将集菌后的材料注射于豚鼠腹股沟皮下,3～4 周后若局部淋巴结肿大,结核菌素试验阳性,即进行解剖。观察肺、肝、淋巴结等器官有无结核病变,并做形态观察、培养等检查。若 6～8 周仍不见发病,也应进行解剖检查。

4.快速诊断 一般涂片检查菌数需 $5 \times 10^{3 \sim 4}$ /mL,培养需 1×10^2 /mL,标本中菌数少于此数时不易获得阳性结果,且培养需时较长。目前已将聚合酶链反应(PCR)扩增技术应用于结核分枝杆菌 DNA 鉴定,每毫升中只需含几个细菌即可获得阳性,且 1～2 天得出结果。操作中需注意实验器材的污染问题,以免出现假阳性。细菌 L 型由于缺细胞壁并有代偿性细胞膜增厚,而一般常用的溶菌酶不能使细胞膜破裂释出 DNA,以致造成 PCR 假阴性。用组织磨碎器充分研磨使细胞破裂后,则可出现阳性。目前有条件的单位使用 BACTEC 法,以含 ^{14} C 棕榈酸作碳源底物的 7H12 培养基,测量在细菌代谢过程中所产生的 ^{14} C 量,推算出标本中是否有抗酸杆菌,5～7 天就可出报告。

5.γ-干扰素释放试验 细胞免疫介导的结核菌 γ-干扰素(IFN-γ)释放试验(T-cell interferon gamma release assays,TIGRA,又称 IFNGRA 或 GRA)是近年来采用酶联免疫吸附测定(ELISA)或酶联免疫斑点(ELISPOT)法定量检查受检者全血或外周血单核细胞对结核分枝杆菌特异性抗原的 IFN-γ 释放反应,用于结核分枝杆菌潜伏感染的诊断。IFN-γ 为 Th1 细胞分泌的一种细胞因子,不但能够反映机体对结核分枝杆菌的 Th1 细胞免疫情况,还与体内结核菌的抗原含量密切相关。被结核分枝杆菌抗原致敏的 T 细胞再遇到同类抗原时能产生高水平的 IFN-γ,因此被用于结核潜伏感染的诊断。

目前美国 FDA 已批准的基于 ELISA 的 QuantiFERON-TB(GIT-G)和欧洲使用的基于 ELISPOT 的 T-Spot. TB,都是以早期分泌性靶抗原-6(ESAT-6)和培养滤液蛋白-10(CFP-10)为抗原的。ESAT-6 和 CFP-10 都是从短期培养的滤液中分离的低分子量蛋白质,具有良好的免疫原性,而且它们是选自结核分枝杆菌基因组差异区 1(region of difference,RD1)基因编码的结核杆菌特异性蛋白。这两种抗原在 BCG 和绝大多数环境分枝杆菌中都缺失(除外堪萨斯分枝杆菌、海水分枝杆菌和苏加分枝杆菌),因此避免了与卡介苗和大多数非结核分枝杆菌抗原的交叉反应。

TIGRA 的敏感性和特异性都强于 TST,特别是在 HIV 感染者、自身免疫病、老人和幼儿等免疫力低下人群的检测中。

近年来国内外研究证明,临床各种类型的肺结核患者中 40%左右分离出 L 型。经治疗的结核病患者细菌型消失,L型常持续存在。有空洞患者痰中已不排细菌型者,8%左右仍可检出L型。故有学者建议将多次检出L型亦作为结核病活动判断标准之一,细菌型与L型均转阴才能作为痰阴性。

二、非结核分枝杆菌

非结核分枝杆菌(nontuberculosis mycobacteria)是指除结核分枝杆菌、牛分枝杆菌与麻风分枝杆菌以外的分枝杆菌。其特性有别于结核分枝杆菌,如对酸、碱比较敏感;对常用的抗结核分枝杆菌药物较耐受;生长温度不如结核分枝杆菌严格;多存在于环境中;为条件致病菌。可因引起结核样病变而受到关注。抗原与结核分枝杆菌有交叉。

非结核分枝杆菌是否有致病性可用抗煮沸试验加以区别。非致病株煮沸1分钟即失去抗酸性,而致病株能耐10分钟,甚至高压灭菌亦不失去抗酸性。结核分枝杆菌和非结核分枝杆菌的鉴别,除热触酶试验外,可将菌苔置含盐水小滴的玻片上研磨,前者不易乳化而后者容易乳化。

由于许多非结核分枝杆菌菌株对常用的异烟肼、链霉素等耐药,但对利福平有一定敏感性;现多主张用利福平、乙胺丁醇和异烟肼联合使用。溃疡分枝杆菌则仅对卡那霉素等氨基糖苷类抗结核菌药物敏感。

三、麻风分枝杆菌

麻风分枝杆菌(M. leprae),简称麻风杆菌,是麻风病的病原菌。麻风病是一种慢性传染病,流行广泛。该病治愈后有一定复发率(约3.7%),应予重视。

(一)生物学特性

麻风分枝杆菌的形态、染色与结核分枝杆菌相似,它是一种典型胞内菌,患者渗出物标本涂片中可见大量麻风分枝杆菌存在于细胞内。这种细胞的胞质呈泡沫状,称麻风细胞。这对于与结核分枝杆菌区别有重要意义。

(二)致病性与免疫性

长期以来一直认为麻风分枝杆菌主要通过破损的皮肤、黏膜进入人体。近年来发现未经治疗的瘤型麻风患者早期鼻黏膜分泌物含有大量麻风分枝杆菌,因此通过呼吸道是一个重要的途径。其他如痰、汗、泪、乳汁、精液和阴道分泌物中均可有麻风分枝杆菌,故也可通过接触传播。人对麻风分枝杆菌的抵抗力较强,主要靠细胞免疫。根据机体的免疫状态、病理变化和临床表现可将大多数患者分为瘤型和结核型两型,少数患者则属于两型之间的界线类和还处于非特异性炎症阶段的未定类,界线类和未定类可向瘤型和结核型转化。

1. 瘤型麻风 瘤型(lepromatous type)麻风患者有细胞免疫缺陷,巨噬细胞功能低下。该型麻风分枝杆菌主要侵犯皮肤、黏膜。鼻黏膜涂片中可见大量抗酸性细菌。传染性强,为开放性麻风。若不治疗,将逐渐恶化,累及神经系统。患者的体液免疫正常,血清内有大量自身抗体。自身抗体和受损组织释放的抗原结合,形成免疫复合物。沉淀在皮肤或黏膜下,形成红斑和结节,称为麻风结节(leproma),是麻风的典型病灶。面部结节融合可呈"狮面状"。

2. 结核样型麻风 结核样型(tuberculoid type)患者的细胞免疫正常。传染性小,属闭锁性麻风。病变都发生于皮肤和外周神经,不侵犯内脏。该型稳定,极少演变为瘤型,故亦称良性麻风。

3.界线类麻风　界线类(borderline form)麻风兼有瘤型和结核样型麻风的特点,但程度可以不同,能向两型分化。

4.未定类麻风　未定类(indeterminate form)麻风属麻风病的前期病变,病灶中很少能找到麻风分枝杆菌。麻风菌素试验大多阳性,大多数病例最后转变为结核样型。

(三)微生物学检查

微生物学检查法主要是标本涂片染色显微镜检查。

1.直接涂片镜检　显微镜检查可从患者鼻黏膜或皮损处取材,用抗酸性染色后检查。一般瘤型和界线类患者标本中可在细胞内找到细菌存在,有诊断意义。结核样型患者中很少找到细菌。欲提高检查的阳性率,也可以用金胺染色后以荧光显微镜检查。

2.麻风菌素试验　麻风菌素试验(lepromin test)对诊断没有重要意义,因其与结核菌有交叉反应,但可用于麻风的分型和了解预后。方法是应用麻风结节经生理盐水提取制成麻风菌素(lepromin)做皮肤试验,取 0.1 mL 注射于前臂皮内。反应有两种:一种为早期反应,出现于注射后3~4天,红肿直径5 mm以上者为阳性,表明患者对麻风菌素敏感;另一种为后期反应,出现于3~4周,表明患者对麻风有免疫。

第五节　放线菌属与诺卡菌属

放线菌(Actinomycetes)是一大类原核细胞型微生物,丝状或链状、呈分枝生长的原核细胞型微生物。1877 年,Harz 在牛颚肿病病灶中分离得到该病原菌,因其菌丝呈放射状排列,故名放线菌,放线菌具有孢子和菌丝(图 2-12),在固体培养基上生长状态与真菌相似,大多数不致病。放线菌广泛分布于自然界,种类繁多,致病性放线菌主要为诺卡菌属和放线菌属中的菌群。诺卡菌属为腐物寄生菌,广泛存在于土壤中,可引起外源性感染;放线菌属为人体的正常菌群,引起内源性感染,放线菌属与诺卡菌属主要特征见表2-4。

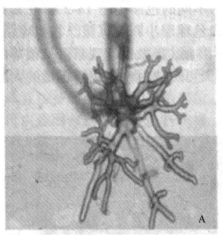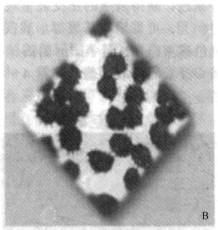

图 2-12　放线菌镜下形态

A. 菌丝;B. 孢子

表 2-4　放线菌属与诺卡菌属的比较

特征	放线菌属	诺卡菌属
分布	寄生在人和动物口腔、上呼吸道、胃肠道、泌尿生殖道	存在于土壤等自然环境,多为腐生菌
培养特性	厌氧或微需氧 35~37 ℃生长,20~25 ℃不生长	专性需氧 37 ℃或20~25 ℃均生长
抗酸性	无抗酸性	弱抗酸性
感染性	内源性感染	外源性感染
代表菌种	农氏放线菌、牛型放线菌	星形诺卡菌、巴西诺卡菌

此外,放线菌属的细菌是抗生素的主要产生菌。目前广泛使用的抗生素约 80% 由各种放线菌产生,如卡那霉素、红霉素、链霉素、利福霉素等。某些放线菌还能产生维生素、酶制剂和氨基酸等药物。

一、放线菌属

放线菌属(Actinomycetes)有 35 个种,是一类具有丝状分枝细胞的革兰阳性原核细胞型微生物,广泛分布于自然界,喜欢生活在有机质丰富的微碱性土壤中,泥土所特有的"泥腥味"就是由放线菌产生的。放线菌大多数不致病,正常寄居在人和动物上呼吸道、胃肠道、泌尿生殖道和口腔中。对人致病的主要有衣氏放线菌(A. israelii)、牛放线菌(A. bovis)、内氏放线菌(A. naeslundii)、黏液放线菌(A. viscous)和龋齿放线菌(A. odontolyticus)等。其中对人致病性较强的主要为衣氏放线菌。

（一）生物学性状

放线菌的形态比细菌复杂些,但仍属于单细胞。革兰染色阳性、无芽胞、无荚膜、无鞭毛的非抗酸性丝状菌,菌丝细长无隔,直径 $0.5\sim0.8$ μm,有分枝,有时菌丝断裂成链球或链杆状,不形成气生菌丝,形似类白喉杆菌。放线菌人工培养比较困难,生长缓慢,厌氧或微需氧。初次分离加 5% CO_2 可促进其生长,在固体培养基上形成与细菌不同的菌落特征,放线菌菌丝相互交错缠绕形成质地致密的菌落,不透明、干燥、难以挑取,表面为颗粒状或粉末状,由于培养基内菌丝常有颜色,使得菌落的正反面呈现出不同的色泽(图 2-13)。在葡萄糖肉汤液体培养基中培养 4~6 天,可见培养基底部形成灰白色球形小颗粒沉淀。在血琼脂平板培养 4~6天可生长出淡黄色或灰白色、微小圆形菌落,不溶血,显微镜下观察可见菌落由长度不等网状菌丝构成。在脑心浸液琼脂培养基上培养 4~6 天可形成白色、表面粗糙的大菌落,称为"白齿状"菌落。

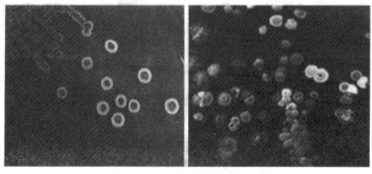

图 2-13　放线菌的菌落

放线菌能分解葡萄糖,产酸不产气,过氧化氢酶阴性,吲哚试验阴性。衣氏放线菌能分解木糖和还原硝酸盐,以此与牛氏放线菌相区别。在患者病灶组织和瘘管流出的脓样物质中,可找到肉眼可见的黄色硫磺状小颗粒,称为硫磺样颗粒(sulfur granule)。这种颗粒是放线菌在组织中形成的菌落。将硫磺样颗粒制成压片或组织切片,在显微镜下可见放射状排列的菌丝,菌丝末端膨大呈棒状,形似菊花。病理标本如用苏木精伊红染色,中央部分为紫色,末端膨大部分呈红色(图 2-14)。

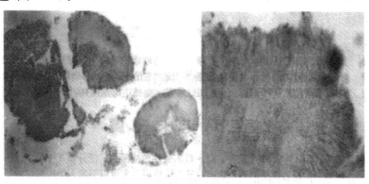

图 2-14　放线菌硫磺样颗粒压片染色

（二）致病性与免疫性

放线菌多存在于口腔等与外界相通的腔道,属人体正常菌群。在机体抵抗力减弱、口腔卫生不良、拔牙或外伤时引起软组织的化脓性炎症。主要引起内源性感染,若无继发染大多呈慢性肉芽肿,常伴有多发性瘘管形成,脓汁中可找到特征性的硫磺样颗粒是其主要特征,称为放线菌病。

根据感染途径和涉及器官不同,临床分为胸部、腹部、面颈部、盆腔和中枢神经系统等感染。面颈部感染约占患者的 60％,放线菌病与龋齿和牙周炎有关。患者常有近期拔牙史、口腔炎或下颌骨骨折后颈面肿胀,不断有多发性脓肿、新结节和瘘管形成。病原体可沿导管进入泪腺和唾液腺,或直接蔓延至眼眶和其他部位。若累及颅骨可引起脑脓肿和脑膜炎,胸部感染常有吸入史,也可由颈面部感染通过血行传播,可在肺部形成病灶,症状和体征类似肺结核。损害可扩展到心包及心肌,并能穿破胸壁和胸膜,在体表形成多数瘘管,排出脓液。腹部感染常能触及腹部包块与腹壁粘连,出现便血和排便困难,常疑为结肠癌。盆腔感染多继发于腹部感染,也可由于子宫内放置不合适或不洁避孕用具所致。原发性皮肤放线菌病常由昆虫叮咬或外伤引起,首先出现皮下结节,然后结节软化、破溃形成瘘管或窦道;中枢神经系统感染常继发于其他病灶。放线菌属还与龋齿和牙周炎有关,可将口腔中的放线菌及其他细菌黏附在牙釉质上形成菌斑。由于细菌分解食物中的糖类产酸,酸化和腐蚀釉质形成龋齿,其他细菌可进一步引起牙龈炎和牙周炎。

放线菌病患者血清中可检测到多种特异性抗体,但抗体无诊断价值。机体对放线菌的免疫主要靠细胞免疫。

（三）微生物学检查

放线菌最简单的检查方法是从脓汁、痰液和组织切片中发现硫磺样颗粒。将可疑颗粒制成压片,在显微镜下检查是否有放线状排列的菊花状菌丝,即可确定诊断。取组织切片经苏木精伊红染色镜检,必要时可做放线菌的分离培养,将标本接种于沙保(Sabouraud)培养基及血平板上,或可做厌氧培养于不含抗生素的沙保培养基及血平板上。放线菌生长缓慢,常需观察1～2周以上,可形成白色、边缘不规则的粗糙菌落。可用革兰染色、涂片和镜检对菌落进行鉴定,也可通过抗酸染色进一步区分放线菌属和诺卡菌属;亦可取活组织切片染色检查。患者血清中可找到多种抗体,但无诊断价值,对机体也无保护作用。

(四)防治原则

慎用抗生素,注意口腔卫生、牙病早日修补是预防放线菌病的主要方法。患者的脓肿和瘘管应及时进行外科清创处理,同时应大量、长期使用抗生素治疗(6～12个月),选用环丝氨酸和磺胺类药物,同时配合青霉素进行治疗,亦可用红霉素、克林达霉素或林可霉素等治疗。

二、诺卡菌属

诺卡菌属(Nocardia)有51个菌种,是一群需氧性放线菌,广泛分布于土壤中,不属于人体正常寄生菌。多数诺卡菌为腐生的非致病菌,只有少数诺卡菌可以引起人类疾病。主要有星形诺卡菌(N. asteriodes)、巴西诺卡菌(N. brasiliensis),其中星形诺卡菌致病力最强,在我国最常引起感染。

(一)生物学性状

1.形态和染色 诺卡菌属为革兰染色阳性杆菌,形态与放线菌相似,但菌丝末端一般不膨大,有时见球状与杆状同时存在。诺卡菌为丝状菌,菌丝有横隔并断裂(图2-15)。细胞壁含分枝菌酸,抗酸染色阳性,但仅用1%盐酸酒精延长脱色时间则变为抗酸染色阴性,据此可与结核分枝杆菌区别。痰或脓汁中可出现淡黄、红或黑色的菌丝颗粒(硫磺颗粒),直径＜1 mm,压片观察菌丝末端无膨大。

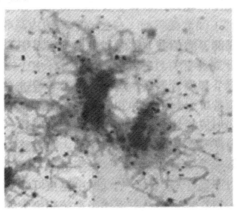

图2-15 诺卡菌镜下形态

2.培养特性 诺卡菌属为专性需氧。营养要求不高,在沙保培养基或普通培养基生长良好。对生长温度适应性强,在22℃或37℃条件下生长良好。诺卡菌属生长缓慢,培养1周左右长出菌落,见各种颜色干燥粗糙的菌落,菌落表面干燥、有皱褶或呈蜡样,不同菌株可产生不同的色素。在液体培养基中形成菌膜,液体澄清。

3.生化反应 诺卡菌属不分解蛋白,分解尿素和葡萄糖,液化明胶情况不等。

(二)致病性与免疫性

诺卡菌属感染为外源性感染,诺卡菌主要经创口或呼吸道侵入,引起化脓性感染,称诺卡菌病。星形诺卡菌主要由呼吸道吸入致病,免疫功能低下者(白血病、器官移植或AIDS等)易感,由呼吸道吸入可引起肺脓肿、肺炎和肺空洞等,类似结核病和肺真菌病。星形诺卡菌易于血行传播,1/3 感染患者引起脑脓肿或脑膜炎。巴西诺卡菌主要通过创伤感染,创伤患者感染以化脓性坏死为特点,可形成脓肿、结节和瘘管。感染好发于腿足部,称为足分枝菌病。

(三)微生物学检查

取脓汁、痰等标本涂片染色镜检,可发现抗酸染色阳性和革兰染色阳性的丝状菌,检查硫磺颗粒。分离培养采用不含抗生素的血平板或沙保培养基,培养 1 周左右出现细小菌落,观察其菌落形态,然后涂片染色镜检。诺卡菌属侵入肺组织,可出现 L 型变异,应采用高渗培养基分离培养。

(四)防治原则

诺卡菌无特异性预防方法。诺卡菌感染为外源性感染,主要是加强无菌观念,加强对免疫功能低下患者的护理。创伤伤口要认真消毒,对脓肿和瘘管等可手术清创,切除坏死组织。各种感染治疗可采用抗生素或磺胺类,一般治疗时间不应少于 6 周。

第三章　免疫学检验

第一节　抗原制备技术

临床免疫检验技术主要基于抗原抗体反应,抗原和抗体是免疫技术中重要的原料。抗原可作为免疫原用于制备抗体,也可作为已知抗原用于检测未知抗体,同时,也可配置成标准品或校准品作为定量分析的基础。本节重点介绍天然抗原、重组蛋白质抗原和合成肽抗原的制备技术。

一、天然抗原的制备

自然条件下,绝大多数抗原都是以混合物的形式存在,极少以单一形式存在,因此必须从复杂的混合物中提取出某种单一成分,纯化后的抗原才可用来制备相应的抗体。抗原的性质和来源不同,制备方法也不尽相同。下面介绍几种常见的抗原制备方法。

(一)颗粒性抗原的制备

天然的颗粒性抗原包括人和各种动物的细胞抗原以及各种细菌抗原和寄生虫虫体抗原等,制备方法相对比较简单。

1.绵羊红细胞抗原的制备　绵羊红细胞是用于制备抗绵羊红细胞抗体(溶血素)的抗原。制备方法是将新鲜采集的健康绵羊静脉血,立即注入带有玻璃珠的无菌三角烧瓶内,充分摇动 15~20 分钟,以去除纤维蛋白,即得抗凝绵羊全血。取适量抗凝血于离心管中,用无菌生理盐水洗涤细胞三次,然后将压积红细胞配成 10^6/mL 浓度的细胞悬液,即可用于免疫动物。

2.细菌抗原的制备　将经鉴定合格的纯培养细菌,先接种于固体或液体培养基中,置 37 ℃、24 小时增菌培养。若制备菌体抗原,则将增菌后的菌液置 100 ℃水浴 1.0~2.0 小时(杀菌并破坏某些细菌存在的表面抗原);若制备鞭毛抗原,则需选用有动力的菌株,菌液用 0.3%~0.5%的甲醛处理。

(二)可溶性抗原的制备

蛋白质(包括糖蛋白、脂蛋白、酶、补体、细菌毒素)、多糖和核酸等均为可溶性抗原,它们主要来源于组织和细胞,成分复杂。制备这类抗原时,首先需将组织和细胞破碎,再选用适当的方法从组织和细胞匀浆中提取目的蛋白并进一步纯化,经鉴定合格后方可用于免疫动物。

1.组织和细胞可溶性抗原的粗提

(1)组织匀浆的制备:新鲜或低温保存的组织先去除包膜、结缔组织及大血管,脏器用含 0.5 g/L NaN_3 的生理盐水进行灌洗,以去除血管内残留的血液,然后在冰浴条件下将洗净的组织剪成小块,加入适量生理盐水,装入匀浆机内以 1000 r/min 的速度间断粉碎,制成组织匀浆。组织匀浆经 2000~3000 r/min 离心 10 分钟后分成两部分:沉淀物内含大量的组织细胞及碎片;上清液含所需的目的蛋白。将上清液再经高速离心,去除微小的细胞碎片及组织后即可作为提取可溶性抗原的原料。

(2)细胞的破碎:细胞抗原一般分为细胞膜抗原、细胞质抗原、细胞核抗原及核膜抗原。这些抗原的制备均需将细胞破碎。常用的细胞破碎方法如下:

1)超声破碎法:超声波的机械振动使流体形成局部减压,引发内部发生液体流动、旋涡形成和消失,由此产生强大的压力使细胞破碎。该法简单、省时,对一般组织细胞破碎效果好,但对细菌特别是真菌厚膜孢子效果欠佳。进行超声破碎细胞时,使用频率为 $1\sim20$ kHz 不等,需间歇进行,以免超声产热导致抗原破坏。

2)反复冻融法:冷冻可使细胞内由于水分形成冰晶以及胞内外溶剂浓度突然改变而导致细胞膜和细胞内颗粒破坏。其方法是将细胞置于 -20 ℃冰箱内完全冻结,再取出让其在 30 ℃～37 ℃中缓慢融化,如此反复两次,大部分组织细胞及细胞内的颗粒均可被破坏。该法适用于组织细胞的破碎,对微生物细胞的作用较差。

3)酶处理法:溶菌酶、蜗牛酶、纤维素酶、胰蛋白酶、胶原酶等在一定条件下能消化细菌和组织细胞。如溶菌酶在碱性条件下对革兰阳性菌的细胞壁有溶菌作用。该法温和、不易破坏内含物成分、细胞壁损坏程度可以控制,适用于多种微生物细胞的溶解。

4)表面活性剂处理法:在适当的 pH、温度及低离子强度的条件下,表面活性剂能与脂蛋白形成微泡,使细胞膜通透性改变而导致细胞溶解。常用的表面活性剂有十二烷基磺酸钠、去氧胆酸钠、吐温-20、Triton X-100 等。该法作用温和,多用于破碎细菌。在提取核酸时,也常用此法破碎细胞。

2.可溶性抗原的提纯 组织细胞的粗提液中除了含有目标抗原外,还含有其他蛋白质、多糖、脂类和核酸等成分,需进一步提取和纯化。

(1)超速离心法:超速离心法分为差速离心法和密度梯度离心法。差速离心法是指低速和高速离心交替进行,用于分离分子大小差别较大的抗原;密度梯度离心法是一种区带离心法,利用样品中各颗粒在一定的密度梯度介质(如蔗糖、甘油、CsCl 等)中沉降速度不同的特性,使具有不同沉降速度的颗粒处于不同密度梯度层内,从而达到彼此分离的目的。此法分离和纯化抗原时,除个别成分外,很难将某一抗原成分分离,故仅适用于少数大分子抗原(IgM、C_{1q}、甲状腺球蛋白等)以及某些比重较轻的抗原(载脂蛋白 A、B 等)的分离,不适用于大多数蛋白质抗原。

(2)选择性沉淀法:利用各种蛋白质理化特性的差异,采用不同的沉淀剂或改变某些条件,促使某一蛋白质抗原成分沉淀,从而达到纯化的目的。最常用的方法是盐析沉淀法。

1)盐析沉淀法:蛋白质在水溶液中的溶解度主要取决于蛋白质分子表面离子及其周围水分子的数目。在蛋白质溶液中加入高浓度中性盐后,由于中性盐与水分子的亲和力大于蛋白质,致使蛋白质分子周围的水化层减弱乃至消失。同时中性盐加入后使离子强度发生改变,造成蛋白质表面的电荷被大量中和,更加导致蛋白质溶解度降低,从而使蛋白质分子相互聚集、沉淀而析出,这种现象称为"盐析"。各种蛋白在不同盐浓度中的溶解度不同,其出现盐析的先后顺序也不同。最常用的盐溶液是 33%～50%饱和度的硫酸铵。盐析法简单方便,可用于蛋白质抗原的粗提、γ-球蛋白的提取、蛋白质的浓缩等,但盐析法提取的抗原纯度不高,只适用于抗原的初步纯化。

2)聚合物沉淀法:聚乙二醇(polyethyleneglycol,PEG)等水溶性聚合物在溶液的 pH、离子强度和温度等条件固定时,可选择性沉淀不同分子量的蛋白质。一般情况下,蛋白质分子量越大,被沉淀时所需 PEG 浓度越低。例如,浓度为 3%～4%的 PEG 可沉淀免疫复合物,6%可沉淀 IgM,12%～15%可沉淀其他球蛋白,25%可沉淀白蛋白。

3)有机溶剂沉淀法:有机溶剂可降低溶液的介电常数,增加蛋白质分子间的静电引力,使蛋白分子易于聚集而沉淀。另外,有机溶剂可导致蛋白质的水化层减弱,从而破坏蛋白质分子的稳定性,所以蛋白质在一定浓度的有机溶剂中可沉淀析出。常用的有机溶剂有乙醇和丙酮。由于有机溶剂的加入易引起蛋白变性失活,使用该法必须在低于 0 ℃的温度下进行,且在加入有机溶剂时注意搅拌均匀以免局部浓度过大,防止蛋白变性。

4)核酸沉淀剂法:当提取的蛋白质抗原液中含有大量核酸成分时,需用核酸沉淀剂去除核酸。常用的方法是在提取液中加入硫酸鱼精蛋白、氯化锰或链霉素等,使核酸沉淀而除去。用核糖核酸酶降解法也可有效去除核酸成分。

(3)凝胶过滤法:也叫分子筛层析。凝胶是具有三维空间多孔网状结构的物质,当含有不同分子量的蛋白质溶液缓慢流经凝胶柱时,大分子蛋白质因直径较大不易进入凝胶颗粒的网孔内,只能留在颗粒的间隙,随洗脱液快速地由上而下移动,最先被洗脱下来;小分子蛋白质则可进入凝胶颗粒的网孔内,洗脱时向下移动的速度较慢,较迟被洗脱下来。这样通过凝胶的分子筛作用,样品中的蛋白质分子由大到小依次分离,通过分段收集,达到纯化目的。

(4)离子交换层析法:是利用带有离子基团的纤维素或凝胶作为交换剂,吸附交换带有相反电荷的蛋白质抗原。由于各种蛋白质等电点不同,所带电荷量不同,故与纤维素或凝胶结合的能力也有差别。当洗脱时,逐步增加流动相的离子强度,使溶液中的离子与蛋白质竞争纤维素或凝胶上的电荷位点,从而将溶液中不同等电点的蛋白质分别洗脱分离。常用于蛋白质分离的离子交换剂有离子交换纤维素、离子交换凝胶和离子交换树脂。

(5)亲和层析法:是利用生物大分子的生物学特异性,即生物分子间所具有的专一性亲和力而设计的层析技术,例如抗原和抗体、酶和酶抑制剂、DNA 和 RNA、激素和受体等之间有特殊的亲和力,在一定条件下,将对应的两个分子中的一方偶联于不溶性支持物上,就可从溶液中专一性地分离和提纯另一方。与上述其他纯化方法相比,亲和层析法纯化效率更高,速度更快,有时仅一步即可达到纯化目的。

3.纯化抗原的鉴定　纯化抗原的鉴定主要包括含量鉴定、分子量鉴定、纯度鉴定和免疫活性鉴定等。其鉴定方法较多,实际应用时可根据实验目的和条件选用几种方法联合进行鉴定。

(1)蛋白含量测定:可采用紫外光吸收法、双缩脲法、酚试剂法等。常用的是紫外光吸收法,测定溶液 280 nm 和 260 nm 的吸光度(A)值,直接根据公式计算蛋白含量。

$$蛋白含量(mg/mL) = A_{280nm} \times 1.45 - A_{260nm} \times 0.74$$

(2)分子量测定:常用 SDS 聚丙烯酰胺凝胶电泳(SDS-PAGE)法。

(3)纯度鉴定:常用 SDS-PAGE、毛细管电泳、等电聚焦、高效液相色谱法等。

(4)免疫活性鉴定:采用双向免疫扩散法、免疫电泳法或 ELISA 等。

二、重组蛋白质抗原的制备

从组织或细胞中获取天然抗原遇到的最大问题是:难以获取足量和高纯度的天然目的抗原。现代基因工程技术的发展为很好的解决这一瓶颈问题提供了有效方案。制备重组蛋白质抗原是将蛋白质抗原在合适的外源表达系统中大量表达,再通过一定的纯化处理就可以相对容易地大量获得高纯度的目的蛋白质抗原。

(一)氨基酸序列的确定

天然蛋白质抗原的一级结构,即其氨基酸序列的确定是利用现代基因工程方法制备重组蛋白质抗原的第一步。

对于已知的蛋白质抗原,可以直接从相关的生物信息数据库如 NCBI 中检索获得其氨基酸序列;对于部分氨基酸序列已知的蛋白质抗原,可以先根据三联密码子原则设计简并引物,再从相对应的 cDNA 文库中钓取其基因片段,经 DNA 测序后翻译出蛋白质抗原的完整序列;对于序列信息完全不知的新发现蛋白质抗原,要获取其完整氨基酸序列可以从两方面入手:①如果能够获得足够数量并且纯度达 95% 以上的天然蛋白质抗原,对于氨基酸序列较短的蛋白质抗原可以通过蛋白质测序的方法直接获得其完整序列,对于氨基酸序列过长的蛋白质抗原,可以先对其进行末端氨基酸测序,再按照"部分氨基酸序列已知的蛋白质抗原"进行处理;②在无法获得足量天然蛋白质抗原的情况下,可以考虑从 cDNA 文库入手,先获取其DNA 编码序列,再翻译出其氨基酸序列。

（二）重组蛋白质抗原的制备

在明确了蛋白质抗原的氨基酸序列后,可以通过 DNA 序列合成的方法直接获得其编码序列,也可以通过设计对应的上下游引物,从来自表达该蛋白质抗原的组织或细胞制备的 cDNA 文库中钓取其编码序列。随后利用基因克隆技术将目的蛋白质抗原的编码序列或部分编码序列连接到合适的表达质粒上构建重组质粒,再将该重组质粒导入对应的表达宿主中,在合适的生长环境或诱导剂存在的条件下,表达宿主的基因转录和翻译系统能够有效启动该外源基因的表达,从而实现蛋白质抗原的高效重组表达,最后选用合适的蛋白质纯化技术得到大量重组蛋白质抗原(图 3-1)。值得一提的是在构建重组质粒时,为方便后续的抗原纯化或者抗原分子的正确折叠和增加其可溶性,可以将抗原分子加上一些分子标签,如组氨酸标签,分泌信号肽标签,硫氧还蛋白标签等。

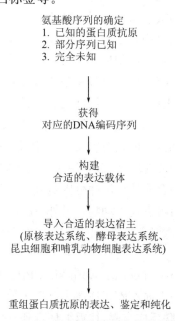

图 3-1 重组蛋白质抗原制备技术路线图

目前外源基因表达系统分为原核表达系统和真核表达系统,前者如大肠杆菌表达系统,具有能够在较短时间内获得大量基因表达产物、操作简单、并且所需成本相对较低的优点,后者包括酵母表达系统、昆虫细胞和哺乳动物细胞表达系统,该系统的最大特点是具有蛋白质翻译后的加工修饰体系,这对于表达那些翻译后修饰如糖基化和磷酸化等对其抗原表位的形成有重要影响的蛋白质抗原来说具有重要意义,因为该系统表达出的目的蛋白质在结构和免疫原性上更接近其天然成分,从而有着原核表达系统无法替代的作用。

三、合成肽抗原的制备

基于共同表位和交叉反应原则,合成肽抗原可以代替天然蛋白质作为免疫原用以制备针对相应天然蛋白质抗原的特异性抗体。由于合成肽抗原的序列较短、免疫原性不强,一般情况下合成肽抗原在免疫动物制备抗体时需要与载体蛋白如钥孔血蓝蛋白(keyhole limpet hemocyanin,KLH)偶联形成复合抗原,或者采用由不同序列的合成肽抗原混合组成复合抗原肽,从而有效刺激机体应答。

(一)氨基酸序列的确定

合成肽抗原的氨基酸序列一般来自于其对应的天然蛋白质分子上的某一段序列。在选择天然蛋白质抗原中的某一段序列作为肽抗原用于制备针对天然蛋白质的抗体时一般需考虑如下因素:

1.所选肽抗原的长度 一般为 10～20 个氨基酸残基,平均 15 个为宜;序列过短(<7 个残基)难以形成有效的抗原表位,序列过长有可能自身形成与其对应天然蛋白质抗原不同的构象,因此所选肽抗原过短或过长将导致不能引起有效免疫应答或形成不具备交叉反应能力的特异性抗体。

2.所选肽抗原的理化特征 多数情况下肽抗原是以形成线性抗原表位的方式激活 B 细胞,从而产生特异性抗体,因此在选择天然蛋白质分子上的某段序列作为独立的肽抗原时应充分考虑该候选序列在其对应的天然蛋白质分子上是否也是以线性抗原表位的方式激活 B 细胞并产生免疫应答。如果候选序列在天然蛋白质分子上是以与其他序列共同组成构象表位的方式激活 B 细胞,这样的序列作为单独的肽抗原免疫产生的抗体有可能不能有效识别其对应的天然蛋白质分子。一般情况下抗原表位序列位于天然蛋白质分子的表面,序列中多含带电氨基酸残基,具有很高的亲水性或具有特定的二级结构如 α-螺旋和 β-转角。

3.肽抗原人工合成的难易程度和纯度 不同氨基酸残基序列的化学合成难易程度存在差异,一般来讲亲水性序列的水溶性好,相对容易合成,因此为保证利用合成肽抗原制备针对天然蛋白质分子的特异性抗体的成功率,一般的做法是从相应的天然蛋白质分子中按上述原则选取数条不同的短肽序列作为合成肽抗原并分别免疫不同的动物,或者将这些不同的合成肽混合在一起组成复合抗原肽后再去免疫动物。另外,在人工合成的过程中往往会发生副反应,为避免由此产生的其他合成肽对免疫效果的影响,可在合成完成后进一步进行纯化处理。

(二)多肽的合成

固相多肽合成技术(solid phase peptide systhesis,SPPS)是目前合成肽抗原的常用方法。该方法按照从羧基端向氨基端的方向在固相载体表面依次加入氨基酸残基,每延长一个氨基酸残基需经过去保护、激活和交联反应步骤,往返循环直到合成完成,最后合成的多肽链从固相表面洗脱下来再经脱保护处理和一定的纯化处理后即可得到目的肽抗原,其纯度可进一步通过高效液相色谱分析或质谱分析方法进行鉴定。

四、佐剂的制备

佐剂(adjuvant)是指预先或与抗原一起注射于机体,能够增强机体免疫应答或改变免疫应答类型的物质。应用佐剂的目的是为了增强抗原的免疫原性,从而提高免疫效果。颗粒性抗原(如细菌、细胞)因具有较强的免疫原性,一般情况下不使用佐剂即可取得较好的免疫效果。可溶性抗原、人工抗原(包括重组蛋白质抗原和合成肽抗原),初次免疫时必须使用佐剂才能取得较好的免疫效果。

（一）佐剂的种类

佐剂物质的种类繁多,通常按有无免疫原性分为两类:一类是具有免疫原性的佐剂,包括细胞因子(IL-1、IL-2 等)、微生物(百日咳杆菌、卡介苗等)及其产物(细菌脂多糖等);另一类是本身无免疫原性的佐剂,如液体石蜡、羊毛脂、氢氧化铝、明矾、表面活性剂以及人工合成的多聚肌苷酸:胞苷酸(poly I:C)、脂质体等。

（二）佐剂的作用机制

佐剂的作用机制主要为:①改变抗原的物理性状,延缓抗原降解和排除,从而延长抗原在体内滞留时间,避免频繁注射从而更有效地刺激免疫系统,有利于高亲和力抗体的产生;②刺激单核-吞噬细胞系统,增强其处理和提呈抗原的能力;③刺激淋巴细胞增殖和分化,可提高机体初次和再次免疫应答的抗体滴度;④改变抗体的产生类型以及产生迟发型变态反应。

（三）福氏佐剂的制备

目前最常用于免疫动物的佐剂是福氏佐剂(Frennd adjuvant),是由液体石蜡、羊毛脂和卡介苗混合而成。福氏佐剂分为两种:①福氏不完全佐剂:由液体石蜡与羊毛脂按(1~5):1比例混合而成;②福氏完全佐剂:由福氏不完全佐剂加卡介苗组成。免疫动物时,通常将福氏佐剂与抗原按 1:1 体积比混匀,制成"油包水"乳化液。

佐剂与抗原混合乳化的方法有研磨法和搅拌混合法两种:①研磨法:用一乳钵,先将佐剂加热倾入,待冷却后加入卡介苗(终浓度为 2~20 mg/mL),再逐滴加入抗原,边滴边加速研磨,直至完全变为乳剂为止;②搅拌混合法:用两个 5 mL 注射器,在接针头处用尼龙管相连通,一个注射器内是佐剂,另一个注射器内为抗原,装好后来回推注,经多次混合逐渐变为乳剂。本法优点是容易做到无菌操作,适用于制备少量的抗原乳剂。乳化完全与否的鉴定方法是将一滴乳剂滴入冷水中,若保持完整不散,成滴状浮于水面即乳化完全,为合格的油包水剂。

福氏完全佐剂在注射后易造成动物局部溃疡和形成肉芽肿,故一般只在首次免疫时使用,第二次以后的免疫通常用不完全佐剂或不用佐剂。

第二节　抗体制备技术

基于抗原抗体特异性结合反应的免疫学技术无论在基础研究,还是临床检验诊断和生物治疗方面都显示了越来越重要的作用。抗体作为免疫学技术中的重要原料,其质量好坏直接关系到后续应用的成败与效果。目前使用的特异性抗体主要有三种类型,多克隆抗体(polyclonal antibody,PcAb)、单克隆抗体(monoclonal antibody,McAb)和基因工程抗体(genetic engineering antibody)。这些抗体的制备方法、特点和适用范围各不相同,本节将予以一一介绍。

一、多克隆抗体的制备

多克隆抗体主要通过以特异性抗原免疫动物,经过一定时间后,采集动物血液,再分离含有抗体的血清并加以提纯的方法获得,也可以通过采集恢复期感染患者或免疫接种人群的血清而获得。

(一)制备原理

抗体主要由活化的 B 淋巴细胞即浆细胞合成。每个 B 细胞表面均表达一种特异性的抗原识别受体(B cell receptor,BCR),又称为膜型免疫球蛋白,当抗原初次进入动物机体后,抗原分子上不同的表位(epitope)可选择性地激活带有相应 BCR 的 B 细胞克隆,其中,一部分 B 细胞直接转化为产生不同类型抗体的浆细胞,另一部分 B 细胞经历抗体亲和力成熟及类别转换后,最终分化为记忆 B 细胞。当同一抗原再次进入机体后,由记忆 B 细胞迅速启动次级应答,产生高亲和力的 IgG 型抗体。因此,将抗原按一定的程序免疫动物后,所获得的抗体实际上是不同的 B 细胞克隆被激活后产生的针对同一抗原多个表位的混合抗体,故称为多克隆抗体。由于这些多克隆抗体存在于免疫动物血清中,故又称为免疫血清(immunoserum)或抗血清(antiserum)。

(二)技术要点

多克隆抗体的质量除了与抗原的纯度有关外,还与免疫动物的种类与免疫方案有关,故制备时需综合考虑。

1.免疫动物的选择 用于多克隆抗体制备的动物主要有哺乳类和禽类。常用的有家兔、绵羊、大/小鼠、鸡等。选择动物时应考虑如下因素:

(1)抗原与免疫动物的种属关系:一般认为,抗原的来源与免疫动物种属差异越远,免疫原性越强,免疫效果也越好。反之,亲缘关系越近,免疫效果越差,甚至不产生抗体(如鸡与鸭、小鼠与大鼠)。

(2)动物的个体状况:用于制备多克隆抗体的动物必须适龄、健康、体重合适,年龄太小容易产生免疫耐受,年龄太大免疫应答能力低下,不易产生高效价的抗体。

(3)抗原的性质:不同性质的抗原,适用的免疫动物也有所不同。蛋白质抗原通常适用于大部分动物,但某些动物体内因为有类似的物质或其他原因,对某些蛋白质反应极差,如绵羊对 IgE、家兔对胰岛素、山羊对多种酶类(如胃蛋白酶原等)等均不易产生抗体,因此,要根据免疫原的性质选择合适的动物,酶类宜选用豚鼠,甾体激素宜选用家兔作为免疫动物。

(4)多克隆抗体的用途:多克隆抗体可分为 R 型和 H 型。R 型是以家兔为代表的动物免疫后产生的抗体,具有较宽的抗原抗体反应等价带,适用于作为诊断试剂;H 型是以马为代表的动物免疫后产生的抗体,抗原抗体反应等价带较窄,一般用于免疫治疗,如制备大量的抗毒素血清。此外,还应结合免疫血清的需求量,需求量大,可选用马、驴和绵羊等大动物;需求量少则选用家兔、豚鼠和鸡等小动物。

2.免疫方法 应根据抗原的性质综合考虑抗原的接种剂量、免疫途径、免疫次数及免疫间隔时间等因素。

(1)抗原的剂量:抗原的接种剂量应根据抗原本身免疫原性的强弱、动物的种类和个体状态及免疫周期来确定。剂量过低或过高都有可能引起免疫耐受。在一定的范围内,抗体的效价随抗原注射剂量和免疫次数的增加而增高。

（2）免疫途径：抗原进入机体的途径与抗原的吸收、代谢速度有很大关系。免疫途径的选择取决于抗原特性和免疫动物的种类，主要途径有皮内、皮下、肌肉、静脉、腹腔、淋巴结等，颗粒性抗原通常采用不加佐剂直接静脉注射的途径；可溶性抗原通常采用与佐剂混合后皮下、皮内注射的途径（最后一次加强免疫常采用静脉注射途径）。免疫家兔较常用的注射途径是背部皮下或皮内多点注射，多点注射可减轻佐剂的副作用。免疫小鼠常使用腹腔注射途径。当抗原难以获得或免疫原性较弱时，可考虑先注射佐剂引起淋巴结肿大，然后将抗原注射至肿大的淋巴结内。一般没有一个适用于所有抗原和动物的通用免疫途径，在一种免疫方案中不同途径可穿插使用。

（3）免疫间隔时间：免疫间隔时间是影响抗体产生的重要因素，尤其是首次与第二次免疫接种的间隔时间更应注意。初次免疫后，因动物机体正处于识别抗原和 B 细胞活化增殖阶段，若很快进行第二次免疫，易造成免疫耐受，故应间隔 2 周再进行第二次免疫。两次以后每次免疫的间隔一般为 7～10 天，不能太长，以防刺激变弱，影响抗体效价。整个免疫过程一般接种 5～8 次。

3. 动物采血方式　动物免疫 3～5 次后，应采血测试抗血清的效价。若效价未达要求，可追加免疫 1～2 次直到效价合格。效价合格后，应在末次免疫后一周内及时采血，以防抗体效价下降。常用的动物采血方法有以下几种：

（1）动脉采血法：包括颈动脉放血和耳动脉放血两种。①颈动脉放血：适用于家兔、绵羊、山羊等动物。通常在动物颈部外侧做皮肤切口，分离颈总动脉，插入动脉插管，将血液导入无菌的玻璃器皿。操作时应注意控制放血速度，以免动物中途死亡影响放血量。该法放血量较多，体重 2.5 kg 的家兔一般可取血约 80 mL；②耳动脉放血：适用于家兔。操作时剪去兔耳缘的毛，用二甲苯涂抹耳郭，使耳缘血管充分扩张、充血，用肝素浸泡的 16 号无菌针头插入扩张的耳动脉，每次可收集 30～40 mL，此法可反复多次采血。

（2）静脉采血法：静脉采血可隔日进行一次，可采集较多血液。绵羊从颈静脉采血，一次可采血 200～300 mL，而后立即回输 10% 葡萄糖盐水，三天后可再次采血。动物休息一周后，再加强免疫一次，又可采血 2 次。小鼠通常用断尾或摘眼球法采血，每只小鼠可获全血 1～1.5 mL。

（3）心脏采血法：适用于家兔、豚鼠、大鼠和鸡等小动物。但操作不当时，容易引起动物中途死亡。通常将动物仰卧固定，于胸壁心脏搏动最明显处进针，针头刺中心脏时有明显的搏动感。待针筒回血后，固定注射器位置取血。2.5 kg 的家兔心脏可采血约 50 mL。

采集血液后，应尽快分离出血清。通常采用室温自然凝血，再置于 37 ℃ 温箱 1 小时，然后放 4 ℃ 冰箱待血块收缩后，收集血清。

（三）多克隆抗体的纯化

收集的免疫血清是成分复杂的混合物，除含有针对目标抗原的特异性抗体外，还含有非特异性抗体和其他血清成分。因此，免疫血清应用前需进行纯化，尽量去除与目标抗体不相关的成分。

1. 特异性抗体的纯化　当免疫原不纯，含有微量杂抗原时，会导致制备的免疫血清中混有杂抗体。为了得到特异性抗体，可采用亲和层析法和吸附法除去无关的抗体。

（1）亲和层析法：将与目标抗体无关的杂抗原交联到 Sepharose-4B 中，装柱，当欲纯化的免疫血清通过亲和层析柱时，杂抗体即与柱上的杂抗原结合，经洗脱液洗脱后即可得到特异性抗体。

（2）吸附法：首先用戊二醛等双功能试剂将不含特异性抗原的杂抗原混合液（如血清、组织液或已知的某种杂抗原）交联制备成固相吸附剂。将此吸附剂加入到免疫血清中，使杂抗体与相应的杂抗原吸附而去除。当杂抗体较多时，必须处理两次才能达到目的。

2. IgG 类抗体的纯化　免疫血清中含有大量的非抗体类血清蛋白，如白蛋白及其他球蛋白等，它们可能干扰特异性抗原抗体反应，而且在标记免疫分析等免疫技术中，多采用 IgG 类抗体。因此免疫血清经特异性纯化后，还须提纯 IgG 类抗体。

（1）盐析法：多采用硫酸铵盐析法，通常先用 50% 饱和度的硫酸铵沉淀去除白蛋白，再经过两次 33% 饱和度的硫酸铵沉淀即可获取大部分 γ-球蛋白。该法因盐析能力强，溶解度高且受温度影响小，不易引起蛋白质变性、简便快捷而最常用于免疫血清的第一步处理，但该法仅是一种粗提技术，产物仍需进一步纯化。

（2）凝胶过滤法：凝胶过滤法是应用分子筛作用来分离纯化不同分子量的物质。免疫血清中各种蛋白质成分的分子量不同，因此在通过凝胶介质时，洗脱速度也不同，从而达到分离的目的。凝胶过滤法条件温和，不影响 IgG 活性。

（3）离子交换层析法：提取 IgG 常用的离子交换剂为 DEAE 纤维素或 QAE-葡聚糖凝胶（Sephadex），以 QAE-葡聚糖凝胶更为适用。在 pH7.2～7.4 的环境中，QAE-sephadex 带正电荷，能吸附血清中的多种蛋白质（均属酸性蛋白，带负电荷），而 IgG 此时带正电荷，不被吸附，可直接通过层析柱得以纯化。该法可获得纯度较高的 IgG，且不影响抗体活性，方法简便，既适合少量提取，也可大量制备。

（4）亲和层析法：采用亲和层析提取 IgG 时，可将葡萄球菌 A 蛋白（staphylococcal protein A，SPA）或纯化抗原交联于琼脂糖（sepharose）4B 制成亲和层析柱。免疫血清或粗提物通过层析柱时，IgG 可通过 Fc 段与柱上的 SPA 结合或通过 Fab 段与柱上的纯化抗原结合，而血清中其他蛋白不能与之结合而被洗脱除去。然后改变洗脱液的离子强度或 pH，使已结合到层析柱上的 IgG 解离，即可达到纯化的目的。

（四）多克隆抗体的特点

多克隆抗体是免疫动物体内多个 B 淋巴细胞克隆被激活，产生针对同一抗原不同表位的抗体，故抗体质地混杂、不均一，特异性不高，易引起交叉反应；同时免疫动物个体间由于存在遗传性差异，同一批次或不同批次制备的抗体，其特异性和亲和力都有一定差异，且来源有限。但多克隆抗体的结合位点多，能与抗原多个表位结合，故亲合力高，而且制备方法相对简单，周期较短，因此在临床和科研中仍具有一定的应用价值。

二、单克隆抗体的制备

单克隆抗体（monoclonal antibody，McAb）是采用杂交瘤技术，将抗原致敏的 B 淋巴细胞和骨髓瘤细胞融合而成杂交瘤细胞，经克隆化培养、增殖，形成单个细胞克隆后所获得的只识别单一抗原表位、理化性高度均一、具有高度特异性的同源抗体。

1975 年 Kohler 和 Milstein 首先报道运用杂交瘤技术，将经绵羊红细胞（sheep red cell，SRBC）免疫的小鼠脾细胞与小鼠骨髓瘤细胞融合，建立了第一个 B 细胞杂交瘤细胞株，并成功制备了抗 SRBC 的单克隆抗体。为此，两位学者于 1984 年荣获诺贝尔医学奖。迄今为止，全世界已研制出数以万计的 McAb，广泛应用于生命科学的各个领域，特别是在疾病的诊断和治疗方面显示出极大的应用价值。

(一)制备原理

杂交瘤技术是在细胞融合技术的基础上,将能够产生抗体,但在体外不能进行无限繁殖的 B 淋巴细胞与能在体外进行无限繁殖,但不能产生抗体的骨髓瘤细胞融合成杂交瘤细胞。这种杂交瘤细胞具有两种亲本细胞的特性:既能够分泌特异性的抗体,又能够在体外长期繁殖。杂交瘤细胞经过筛选、克隆化培养后成为单个细胞克隆,分泌的抗体即为针对抗原分子上单一表位的单克隆抗体。具体过程包括两种亲本细胞的选择与制备、细胞融合、杂交瘤细胞的筛选与克隆化。

(二)技术要点

1. 亲本细胞的选择与制备

(1)致敏 B 细胞:致敏 B 细胞是经过抗原诱导活化的免疫细胞,具有分泌抗体的能力,通常来源于免疫小鼠的脾细胞。脾是 B 细胞聚集和进行免疫应答的主要场所,免疫后小鼠脾中含大量被激活的具有分泌抗体能力的 B 细胞。

免疫时选用鼠龄 6～8 周,体重约 20 g 的 BALB/c 小鼠。免疫用抗原尽量选用高纯度、高活性的抗原,免疫过程和方法与多克隆抗血清制备原则基本相同。小鼠经目标抗原免疫后,诱导 B 细胞活化、增殖并产生抗体,试采血确定有抗体产生并达到合适的效价时,即可分离脾细胞用于融合。一般来说,被免疫动物的血清抗体效价越高,融合后获得高效价、高亲和力特异性抗体的可能性越大。

(2)骨髓瘤细胞:骨髓瘤细胞为 B 细胞系恶性肿瘤,具有在体外长期增殖的特性。用于杂交瘤技术的骨髓瘤细胞应该具备:①细胞株稳定,易于传代培养;②本身不分泌免疫球蛋白或细胞因子;③属次黄嘌呤鸟嘌呤磷酸核糖转换酶(hypoxanthine guanine phospheribosyl transferase,HGPRT)缺陷的细胞株,此种骨髓瘤细胞不能在 HAT(hypoxanthine-aminopterin-thymidine)选择培养基中生长;④与 B 细胞融合率高。目前最常用的骨髓瘤细胞株为:BALB/c 小鼠骨髓瘤 NS-1、SP2/0 和 Ag8 株。

为防止骨髓瘤细胞在传代培养过程中出现恢复 HGPRT 活性的返祖现象,融合前,应将骨髓瘤细胞用含 8-氮鸟嘌呤(8-azaguanine,8-AG)的培养基处理,以确保其对 HAT 选择培养基敏感。

2. 细胞融合　细胞融合是杂交瘤技术中的关键环节。融合的方法包括物理方法(如电场诱导)、化学方法(如 PEG)或生物学方法(如仙台病毒)等。

最常用的融合方法为化学方法。通常采用相对分子量为 1～2 kD、浓度为 30%～50% 的 PEG 作为融合剂。PEG 可能导致细胞膜上脂类物质的物理结构重排,使细胞膜容易打开而有助于细胞融合。基本方法是取适量的脾细胞和骨髓瘤细胞按一定比例混合,加入 PEG 诱导细胞融合,随即将细胞混合液分配在含 HAT 培养液的 96 孔细胞培养板中培养。

3. 杂交瘤细胞的选择性培养　致敏 B 细胞与骨髓瘤细胞的融合过程是随机的,除了有我们需要的致敏 B 细胞与骨髓瘤细胞融合而成的杂交瘤细胞外,还可能出现以下几种形式的细胞:B 细胞与 B 细胞的融合体、骨髓瘤细胞与骨髓瘤细胞的融合体、未融合的 B 细胞、未融合的骨髓瘤细胞以及 2 个以上多细胞的融合体。在这些细胞中,多细胞融合体因染色体不稳定容易死亡,B 细胞与 B 细胞的融合体及未融合的 B 细胞在体外仅能存活 5～7 天,无需特别筛选。而骨髓瘤细胞与骨髓瘤细胞的融合体及未融合的骨髓瘤细胞在体外能够无限繁殖,会影响杂交瘤细胞的生长,需要筛选去除。

(1)HAT 选择培养基:是根据细胞内嘌呤核苷酸和嘧啶核苷酸的生物合成途径设计的用于杂交瘤细胞筛选的特殊培养基。HAT 培养基中含有三种关键成分:次黄嘌呤(hypoxanthine,H)、氨基蝶呤(aminopterin,A)、胸腺嘧啶(thymidine,T)。

(2)HAT 培养基的选择原理:细胞的 DNA 合成通常有两条途径:一条是主要途径,由糖、氨基酸及其小分子化合物合成核苷酸,进而合成 DNA。叶酸作为重要的辅酶参与这一合成过程,氨基蝶呤是叶酸的拮抗剂,能阻断该合成途径;另一条为替代途径,当叶酸代谢被阻断时,细胞可以次黄嘌呤和胸腺嘧啶为原料,在 HGPRT 或胸腺嘧啶激酶(thymidine-kinase,TK)的催化下合成 DNA。由于 HAT 培养基中含有叶酸拮抗剂-氨基蝶呤,故所有细胞 DNA 合成的主要途径均被阻断,只能通过替代途径合成 DNA。而用来融合的骨髓瘤细胞是经含8-AG 的培养基选择得到的 HGPRT 缺陷株,故不能利用次黄嘌呤,虽有 TK 存在可利用胸腺嘧啶核苷,但终因缺乏嘌呤而不能合成完整的 DNA 导致未融合的骨髓瘤细胞及骨髓瘤细胞与骨髓瘤细胞的融合体在 HAT 培养基中不能增殖而死亡。而杂交瘤细胞由于从脾细胞中获得 HGPRT,可以通过替代途径合成 DNA,同时又继承了骨髓瘤细胞在体外无限生长繁殖的特性。因此,只有杂交瘤细胞能够在 HAT 培养基中得以生存而被筛选出来。

4.阳性杂交瘤细胞的筛选和克隆化 杂交瘤细胞在 HAT 培养基中生长和形成集落后,其中仅少数是分泌特异性抗体的细胞,且有的培养孔中生长有多个细胞群落,分泌的抗体也可能不同,必须及时采用 ELISA 等方法筛选培养孔上清液是否含有目标抗体,从而确定哪些孔中含阳性杂交瘤细胞,以便有针对性地进行单个杂交瘤细胞的培养即克隆化。阳性杂交瘤细胞的克隆化需反复多次(至少 3~5 次),才可以从细胞群体中淘汰遗传性不稳定的杂交瘤细胞,最终获得稳定分泌目标单克隆抗体的杂交瘤细胞株。细胞克隆化培养之初,可加入饲养细胞(如小鼠腹腔巨噬细胞等)以辅助杂交瘤细胞生长,一段时间后饲养细胞会自然死亡。克隆化方法有以下几种:

(1)有限稀释法:有限稀释法(limiting dilution)将对数生长期的杂交瘤细胞用培养液做一定稀释,最终使 96 孔培养板每个孔内平均含 1 个细胞,培养 3~4 天后,选择仅有单个细胞群落生长并且目标抗体呈阳性的孔,再反复多次克隆,即可获得由单个细胞增殖而形成同源性的杂交瘤细胞克隆。本法不需特殊设备,克隆出现率高,是实验室最常用的方法。

(2)显微操作法:显微操作法(micromanipulation)在倒置显微镜下,用特制的弯头毛细滴管将单个细胞吸出,放入 96 孔板培养孔中,置 37 ℃,5% CO_2 培养箱中培养。该法直观可靠,但操作时间过长,容易增加污染机会。

(3)软琼脂培养法:软琼脂培养法(soft agar method)将杂交瘤细胞培养在软琼脂平板上,待单个细胞形成群落后,再加以分离培养。本法操作较复杂,琼脂融化温度较难掌握,过高会导致细胞死亡,过低会使细胞分布不均匀,克隆出现率也不够稳定。

(4)荧光激活细胞分选仪:荧光激活细胞分选仪(fluorescence activated cell sorter,FACS)这是目前分离细胞最先进的方法。本法筛选效率高,纯度高达 90%,但仪器价格昂贵。

5.杂交瘤细胞的冻存与复苏

(1)杂交瘤细胞的冻存:杂交瘤细胞应及时冻存,因为细胞在培养过程中随时可能发生污染或细胞在传代过程中丢失染色体而丧失抗体分泌能力,此时若没有冻存原始细胞,则可能因上述意外而前功尽弃。目前均采用液氮保存细胞,原则上每支冻存管的细胞应在 1×10^6 以上,将杂交瘤细胞悬液加入含小牛血清和二甲基亚砜的冻存液中,采取逐步降温的方法,先放置于 $-70\ ℃$,次日转入液氮中,可保存数年。冻存细胞要定期复苏,以检查细胞的活性和分泌抗体的稳定性。

(2)杂交瘤细胞的复苏:复苏细胞时,从液氮罐中取出冻存管,立即浸入 37 ℃水浴,轻轻摇动,使之迅速融化,将细胞用完全培养液洗涤两次,然后移入培养瓶内培养,当细胞形成集落时,检测抗体活性。

6.单克隆抗体的生产　获得稳定的杂交瘤细胞株后,应立即扩大培养并大量制备单克隆抗体。制备方法主要有两种,一种是动物体内诱生法,另一种是体外培养法。

(1)动物体内诱生法:杂交瘤细胞具有从亲代骨髓瘤细胞中获得的肿瘤细胞遗传特性,故将其接种到具有组织相容性的同系小鼠或不能排斥杂交瘤的小鼠(无胸腺的裸鼠)体内,杂交瘤细胞就会大量增殖,同时分泌单克隆抗体。通常先给 BALB/c 小鼠腹腔注射降植烷或医用石蜡造成无菌性腹膜炎,7～10 天后将 0.5 mL 含 1×10^6 个杂交瘤细胞的悬液注射入小鼠腹腔,待诱生出小鼠腹腔肿瘤并产生含单克隆抗体的腹水时,即可分次采集腹水。腹水中含有大量的杂交瘤细胞分泌的单克隆抗体,抗体效价往往高于培养细胞上清液的 100～1000 倍。

(2)体外培养法:使用旋转培养瓶和无血清培养液大量培养杂交瘤细胞,透析去除培养液中的酚红和小分子氨基酸等,浓缩上清液即可获取单克隆抗体。此方法产量低,生产成本较高,但获得的单克隆抗体纯度很高,无杂蛋白。

(三)单克隆抗体的纯化

从培养液或腹水中获得的单克隆抗体,不需纯化即可应用于日常诊断或定性研究但由于其中含有大量来自培养基、宿主或克隆细胞本身的一些无关蛋白,如果用于免疫标记测定,则必须进一步分离和纯化。可先通过离心和微孔滤膜过滤等方法去除细胞碎片、脂质和纤维蛋白凝块等大颗粒物质,而后根据实际需要采用盐析和亲和层析等方法进一步纯化(同多克隆抗体)。

(四)单克隆抗体的特点

1.高度特异性　单克隆抗体只针对一个表位(一般只有 4～7 个氨基酸),发生交叉反应的机会很少,即具有高度特异性。

2.高度均一性　单克隆抗体是由单个细胞株产生的同源抗体,只要长期保持杂交瘤细胞的稳定性,不发生突变,就可以长期获得质地均一、生物活性单一的单克隆抗体。

3.弱凝集反应和不呈现沉淀反应　单克隆抗体与抗原反应不呈现沉淀反应,除非抗原上有较多的同一表位。这是因为抗单一抗原表位的单克隆抗体不易形成三维晶格结构。

4.对环境敏感　单克隆抗体易受环境 pH、温度和盐类浓度的影响,使其活性降低甚至丧失。

三、抗体的鉴定和保存

抗血清在纯化抗体的过程中往往会造成抗体绝对含量和活性的损失。为保证抗体的质量,每批纯化的多克隆抗体或单克隆抗体在应用或贮存前还必须进行效价、特异性、纯度和亲和力等鉴定。抗体的保存要根据其需存放时间的长短决定其存放的环境温度,通常要保存时长的抗体,要在低温下保存才能保证抗体的质量。

(一)抗体的鉴定

1.多克隆抗体的鉴定　免疫血清经纯化后、在保存或使用前应进行抗体效价、特异性和亲和力等鉴定。

(1)效价测定:根据不同的免疫原性质,选用不同的抗体效价测定方法。颗粒性免疫原选用凝集试验,可溶性免疫原选用琼脂扩散试验或 ELISA。测定抗体的效价有两种稀释方法:一种是将经过系列稀释的多克隆抗体分别与一个浓度的抗原反应,另一种是同时稀释抗原和多克隆抗体,采用棋盘滴定法来测定。

(2)特异性鉴定:抗体的特异性是指抗体对相应抗原及结构相似抗原的识别能力。通常用特异性抗原和结构相似的抗原与待鉴定的多克隆抗体进行双向免疫扩散试验或免疫印迹试验(western blot),以排除是否有交叉反应性抗体存在。

(3)纯度鉴定:常用 SDS 聚丙烯酰胺凝胶电泳(SDS-PAGE)、双向免疫扩散、免疫电泳等来鉴定抗体的纯度。以 SDS-PAGE 为例,分子量不同的蛋白质其迁移率不同。在非还原的 SDS-PAGE 中,纯化的 IgG 电泳条带约出现在分子质量为 150 kDa 位置;在还原的 SDS-PAGE 中,纯化的 IgG 应该有两条不同的电泳条带:重链约在分子质量为 50 kDa 处,轻链约在 25 kDa 处。若出现多条电泳条带则表明制备的抗体混有杂蛋白,需进一步纯化。

(4)亲和力鉴定:抗体亲和力是指抗体与抗原结合的强度,常用亲和常数 K 来表示,亲和常数越大,抗体与抗原的结合强度越高。一般采用平衡透析法、ELISA 或 RIA 竞争结合试验等鉴定抗体的亲和力。

2.单克隆抗体的鉴定

(1)特异性鉴定:把免疫原和与免疫原相关的其他物质与单克隆抗体进行多种免疫学检测,可采用 ELISA、免疫荧光法和免疫印迹技术等。

(2)效价测定:效价以腹水或培养液的稀释度表示,稀释度越高,则抗体效价越高。一般采用 ELISA 测定,某些细胞膜抗原的抗体也可以采用流式细胞术。在 ELISA 测定时,腹水效价可达 100 万以上,若低于 10 万,则用于诊断测定时会影响灵敏度,应重新制备。

(3)Ig 类型鉴定:通常以兔抗小鼠 Ig 类、亚类和型的标准抗血清,采用琼脂扩散法或 ELISA 夹心法鉴定单克隆抗体 Ig 重链的类、亚类和轻链的型别。

(4)识别抗原表位能力的测定:可采用双向琼脂扩散法,把两种单克隆抗体混合,加入到同一孔中,对侧孔中加抗原,若出现两条沉淀线可证明两者为抗不同表位的单克隆抗体;也可以用 ELISA 双抗体夹心法,将一种单克隆抗体作包被抗体,另一抗体用酶标记,加入抗原,若显色,表明两者针对不同的抗原表位。

(5)亲和力测定:只有当抗原与抗体结合部位结构完全吻合时,抗体的亲和力最大。如亲和力太低,会严重影响测定的敏感性。可用 ELISA 竞争结合试验来确定单克隆抗体与相应抗原结合的亲和力。

(6)染色体分析:采用秋水仙素裂解法进行。可以从染色体的数目和结构变化上对杂交瘤细胞加以鉴定和分析。正常鼠脾细胞染色体数为 40,全部为端着丝粒;小鼠骨髓瘤细胞 SP2/0 染色体数为 62～68,NS-1 细胞染色体数为 54～64,大多数为非整倍性,有中部和亚中部着丝点。杂交瘤细胞的染色体数目接近两亲本细胞染色体数目的总和,在结构上除多数为端着丝粒,还应出现少数标志染色体。

（二）抗体的保存

保存抗体的方法主要有三种：①4 ℃保存：4 ℃保存的期限为三个月至半年；②冷冻保存：是常用的抗体保存方法，将抗体分为小包装保存于－20 ℃～－70 ℃，可保存 2～3 年，但要避免反复冻融；③真空干燥保存：抗体分装后，用真空干燥机进行干燥，制成干粉（水分≤0.2％），密封后在普通冰箱冰室内可保存 4～5 年。

四、基因工程抗体的制备

目前单克隆抗体已从原来主要作为诊断和研究用试剂，发展为可用于临床治疗的药物，并越来越广泛地应用于肿瘤、自身免疫性疾病和移植排斥反应的治疗中。但在应用过程中也存在一些缺陷，如完整抗体分子较大，大部分抗体是鼠源性抗体，若应用于人体会产生人抗鼠抗体（human antimouse antibody，HAMA），从而减弱或者失去疗效，并增加了超敏反应发生的可能等，这些缺点大大限制了其在临床上的应用。20 世纪 80 年代初，基因工程抗体应运而生，抗体的研究进入了新的发展阶段。

（一）基因工程抗体的种类

基因工程抗体是应用基因工程技术对编码抗体基因按不同需要进行改造和装配，并克隆到表达载体中，在适当的宿主中表达并折叠成有功能的新一代抗体。

抗体是"Y"字型的四肽链结构，由 2 条相同的重链（H 链）和 2 条相同的轻链（L 链）借助二硫键链接而成。通过对抗体的不同区域进行设计、改造，现已出现了多种不同类型的基因工程抗体。

目前基因工程抗体主要有两大类，一是应用 DNA 重组和蛋白质工程技术对已有的鼠单克隆抗体进行改造后获得的重组抗体，如人源化抗体、小分子抗体、抗体融合蛋白、双价特异性抗体；二是通过抗体库技术筛选获得的新抗体。另外通过构建人 Ig 基因小鼠也是未来制备基因工程抗体的新方向。

基因工程抗体具有如下优点：①通过基因工程改造，可以大大降低抗体的鼠源性，从而降低甚至消除人体对鼠单抗的排斥反应；②基因工程抗体的分子量较小，更有利于穿透血管壁，进入病灶的核心部位；③可根据治疗的需要，制备新型抗体；④可以采用原核细胞、真核细胞和植物等多种表达形式，大量表达抗体分子，大大降低了生产成本。

（二）基因工程抗体的制备技术

1.鼠单克隆抗体的改造技术　制备这一类抗体的基本程序首先是利用分子生物学技术在已有的单克隆抗体编码序列的基础上构建重组抗体的编码序列，并将其克隆到合适的载体上，然后将构建好的重组载体转入对应的宿主细胞内，经过阳性筛选后实现重组抗体在宿主细胞内的成功表达与组装，最后通过一定的纯化处理即可得到重组抗体。

（1）人源化抗体：人源化抗体（humanized antibody）是既降低了对人体的免疫原性又同时保留了对抗原的特异识别和抗体的完整结构的单克隆抗体。主要包括①嵌合抗体（chimeric antibody）：又称人-鼠嵌合抗体。制备过程是从杂交瘤细胞中分离出鼠源单抗功能性 V 区基因，经基因重组与人抗体的 C 区基因连接成嵌合基因后，插入质粒中，构建人-鼠嵌合的重链和轻链基因质粒表达载体，共同转染宿主细胞，表达出人-鼠嵌合抗体分子。这样整个抗体分子中轻重链的 V 区是鼠源的，C 区是人源的，抗体分子的近 2/3 部分都是人源的。嵌合抗体保留了亲本抗体的特异性和亲和力，降低了鼠源单抗的免疫原性，同时因含有人抗体 C 区片段而改变了抗体的效应功能；②改形抗体（reshaped antibody，RAb）：也称 CDR 植入抗体（CDR grafting antibody），是应用基因工程技术在嵌合抗体基础上用人抗体可变区的骨架区（framework region，FR）序列取代鼠源单抗中互补决定区（complementarity determining region，CDR）以外的 FR 序列，重新组成既保持鼠源单抗的特异性和亲和力又几乎对人体无免疫原性的人源化抗体，但这种鼠源 CDR 和人源 FR 相嵌的 V 区，可能改变了单抗原有的 CDR 空间构型，结合抗原的能力可能会下降甚至丢失。因此在改造时必须重视骨架区对抗原结合部位的影响。

（2）小分子抗体：小分子抗体指相对分子质量较小但具有抗原结合功能的小分子片段。主要由单克隆抗体上的可变区组成，根据组合形式的不同可以分为①抗原结合片段（fragment of antigen binding，Fab）：由一条完整的 L 链以及 H 链的 V 区和 CH1 区（重链 Fd 段）组成，具有与完整抗体相同的抗原结合特性，但只有一个抗原结合位点。将单克隆抗体的 VH 和 CH1 区 cDNA 与 L 链 cDNA 序列连接，在启动子的控制下可在大肠杆菌中直接表达有功能的 Fab 片段。此基因工程菌表达的 Fab 段与木瓜酶水解获得的 Fab 段功能相同；②可变区片段（fragment of variable region，Fv）：Fv 是抗体分子中保留抗原结合部位的最小功能性片段，由 VL 链和 VH 链 V 区组成的单价小分子，二者以非共价键结合，大小为完整抗体的 1/6。一般用蛋白酶水解的方法难以大量获得 Fv，可以根据鼠源单抗可变区中骨架区的碱基顺序首先设计并合成可扩增 VL 和 VH 序列的 PCR 引物，然后从由杂交瘤细胞的总 RNA 逆转录得到的 cDNA 中分别扩增出 VL 和 VH 编码序列，再将这些序列克隆到合适的表达载体上并转入对应的表达宿主中，最后在宿主细胞内分别表达出两条肽链（VH 和 VL），二者在宿主细胞内再组装成 Fv；③单链可变区（single-chain Fv，ScFv）：ScFv 是将抗体 VL 和 VH 通过连接肽（linker）连接而成的一条完整肽链。ScFv 的制备方法和 Fv 类似，主要的不同之处在于构建表达载体的时候，VH 和 VL 的编码序列用一段人工合成的寡核苷酸（linker）连接在了一起，这样表达出来的 VH 和 VL 片段就自然形成了一条完整的肽链，更利于二者的组装。ScFv 可在细菌、植物、酵母、昆虫和哺乳动物细胞等各种表达系统中得以表达，目前最常用的是大肠杆菌。

小分子抗体优点主要表现在以下几个方面：①免疫原性低且分子量小，易于穿透血管或组织到达靶细胞部位；②可在大肠杆菌等原核细胞中表达，降低生产成本；③因不含 Fc 段，故不会与带有 Fc 受体的细胞结合，故细胞毒性大大降低；④半衰期短，有利于中和并及时清除靶抗原。

（3）抗体融合蛋白：抗体融合蛋白（antibody fusion protein）是指利用基因工程技术将抗体的不同片段与其他生物活性蛋白融合后得到的重组蛋白。由于融合的抗体片段不同，抗体融合蛋白可具有不同的生物学功能。如将抗体的 Fv 或 Fab 段与具有某些生物学活性的蛋白融合就可以利用 Fv 或 Fab 的特异性将这种特定的生物学活性导向靶部位；将抗体的 Fc 段与某些药用蛋白融合就可以不但改善其药代动力学特点，还可将其生物学活性与段特有的生物学效应功能联系起来。

（4）双特异性抗体：双特异性抗体（bispecific antibody，BsAb）又称双功能抗体。它不同于天然抗体，其两个抗原结合部位具有不同的特异性，可以同时与两种不同的抗原发生结合。基因工程技术制备 BsAb 多采用抗体分子片段，如 Fab、Fv 或 ScFv，经基因操作修饰后，或体外组装为 BsAb，或直接导入受体细胞表达分泌型的 BsAb。

1)体外组装的 BsAb 分子:在抗体分子片段的羧基端引入半胱氨酸残基,如带有铰链区的 Fab 或带有半胱氨酸残基尾巴的 ScFv,在体外通过化学交联使其成为双特异性抗体分子。亮氨酸拉链亦可用来构建 BsAb,即两个不同抗体分子可通过肽链序列中亮氨酸残基间疏水作用形成的拉链样结构构成 BsAb。

2)重组表达的 BsAb:通过对抗体分子基因片段的改造修饰,使细胞直接分泌表达双抗体分子。目前有以下几种方法:①设计促进双聚体形成的结构域,即在小分子抗体上设计半胱氨酸以及能促进双聚体形成的结构域,使其在大肠杆菌的分泌型表达过程中形成双体;②在基因构建上直接将两个抗体分子片段融合,表达由柔性较强的肽段将两个 ScFv 首尾相连的双特异性抗体;③将两个 ScFv 的 VL 和 VH 基因片段相互配对,分泌表达产生双特异性的抗体分子。

2.抗体库技术　抗体库技术的主要步骤如下:①从经免疫或未经免疫的 B 细胞中提取 mRNA 并反转录为 cDNA;②用 PCR 方法克隆全套抗体的 VL 和 VH 基因,并将其随机克隆入相应的表达载体形成组合文库;③转化细菌,再从表达产物中通过与抗原特异性结合的方式筛选出所需抗体并大量生产。构建抗体库所用的载体包括噬菌体、逆转录病毒、酵母及多核糖体等,其中最成功的是用丝状噬菌体建立的表面表达抗体库。它是将抗体 V 区基因插入丝状噬菌体外壳蛋白基因组中,使得噬菌体表面可表达该抗体。此技术把结合抗原的特异性与噬菌体的可扩增性统一起来构成一种高效的筛选体系,从而将有高亲和力的特异性抗体从噬菌体库中筛选出来,而且使该特异性的噬菌体得到 10^7 以上的富集。同时由于抗体库构建时,重链可变区和轻链可变区是随机组合的,因此还有可能获得那些在体内环境下难以形成的新抗体。

抗体库技术为制备人源抗体开辟了新途径,其主要特点为①方法简单快速,与单抗相比,既避免了动物免疫之局限,又省去细胞融合之繁琐;②选择范围广泛,抗体基因库的抗原特异性可高达 $10^8 \sim 10^{10}$;③可模拟体内免疫系统亲和力成熟过程制备高亲和力抗体;④无需人体免疫接种过程即可获得特异性人抗体;⑤大规模生产方便。

近二十年来,一种被称为"化学抗体"的核酸适体(aptamer)的问世和发展,开辟了生物诊断技术的新领域核酸适体是通过模拟自然进化过程的指数富集配体系统进化技术(systematic evolution of ligands by exponential enrichment,SELEX)筛选得到的具有识别功能的新型核酸分子,其本质为 RNA 或单链 DNA(single stranded DNA,ssDNA)片段,这些片段在遇到靶标分子时,可形成口袋、发卡、G-四聚体等各自独特的三维结构与靶分子结合,类似于抗体特异性识别相应抗原表位的过程。与抗体相比,核酸适体与靶分子的亲和力更高,并且能够分辨出靶分子结构上细微的差别,甚至可以区分 1 个甲基或 1 个羟基的差别,形成了识别的高度特异性,而且核酸适体筛选周期更短,一般一个 SELEX 需要 8~15 个循环,约 2 个月时间,而制备抗体,即使很顺利也需要 3~6 个月;更为重要的是核酸适体便于修饰,可以在合成时精确、定点、随意连接其他功能基团和分子,如巯基、氨基和荧光素、生物素、酶等。由于核酸适体为单核苷酸序列,一旦筛选出,就可以快速源源不断的人工合成相同的适配子,几乎不存在批间误差。基于核酸适体的诸多优点,使其成为当今生物诊断领域一个非常活跃的研究方向。

第三节　沉淀反应

沉淀反应是指可溶性抗原与相应的抗体在适当条件下特异性结合并出现可见沉淀物的现象。根据试验中使用介质、试验原理和方法的不同,可将沉淀反应分为液相沉淀反应、凝胶中沉淀反应和免疫浊度检测三种技术类型。本节主要介绍单向免疫扩散试验、双向免疫扩散试验以及与电泳技术结合的对流免疫电泳、免疫电泳和免疫固定电泳。

一、免疫扩散试验

1946 年 Oudin 在试管中将抗原溶液加在含有抗体的琼脂凝胶柱上进行扩散,用于免疫化学分析,最早建立了凝胶中沉淀试验。随后又出现了更实用的凝胶中沉淀试验方法,如用于定性测定的双向免疫扩散试验(Ouchterlony,1948)和用于定量测定的单向免疫扩散试验(Mancini,1965)。常用的凝胶介质主要有琼脂、琼脂糖、聚丙烯酰胺凝胶等,其中琼脂和琼脂糖最为常用。

（一）基本类型

根据有无电场作用及其方法特点,凝胶中沉淀试验可分为自由免疫扩散(dispersive immunodiffusion)和定向免疫扩散(directional immunodiffusion)。自由免疫扩散是由抗原或抗原抗体二者在凝胶中向四周弥散发生的可见沉淀反应,主要包括单向免疫扩散试验和双向免疫扩散试验。定向免疫扩散是在电场作用下,抗原或抗体、或者抗原抗体二者在凝胶介质中定向移动发生的沉淀反应,常用技术方法主要有对流免疫电泳。

1. 单向免疫扩散试验

（1）基本原理:单向免疫扩散试验(single immunodiffusion)又称单向辐射状免疫扩散试验(single radial immunodiffusion,SRID),常用于抗原的定量检测。先将一定量的抗体混于琼脂凝胶中,然后使待测抗原从凝胶孔中向含有相应定量抗体的凝胶四周自由扩散,在抗原抗体浓度比例合适处可形成白色沉淀环。形成的沉淀环的直径或面积大小与抗原的浓度呈正相关。

（2）技术要点:将抗体和热融化琼脂在 45 ℃～56 ℃平衡一定时间(15～30 分钟),等体积混匀后,倾注成平板。待其凝固后在琼脂平板上打孔,孔中加入已稀释的抗原液和不同浓度的抗原标准品,置于 37 ℃扩散 24～48 小时后观察凝胶孔周围形成的沉淀环。

（3）数据处理:沉淀环直径或面积的大小与抗原含量相关,但不是直线相关,而是函数关系。并且与抗原分子量和扩散时间有关。沉淀环直径与待测标本内抗原含量的关系有两种计算方法:

1）Mancini 曲线:适用于处理大分子抗原(如 IgM)和长时间扩散(>48 小时)的结果。使用普通坐标纸作图,沉淀环直径的平方(d^2)与抗原浓度(C)呈线性关系(图 3-2),常数 $K=C/d^2$。

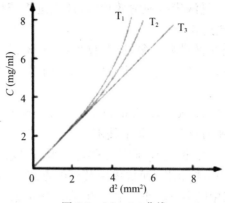

图 3-2　Mancini 曲线

T_1 为 16～24 小时（反抛物线）；T_2 为 24～48 小时；T_3 为 48 小时以上（直线）

2）Fahey 曲线：适用于处理小分子抗原和扩散时间较短（24 小时）的结果。使用半对数坐标纸作图，抗原浓度的对数（logC）与沉淀环直径（d）呈线性关系（图 3-3），常数 $K = logC/d$。

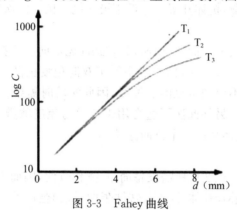

图 3-3　Fahey 曲线

T_1 为 16～24 小时（直线）；T_2 为 24～48 小时；T_3 为 48 小时以上（抛物线）

（4）方法评价：单向免疫扩散试验为经典的抗原定量技术，特异性强、重复性好、线性佳，但敏感度稍差（不能测定 $\mu g/mL$ 以下含量）。在检测标本的同时，用 5～7 个不同浓度的抗原标准品测定绘制标准曲线图，根据待检标本沉淀环的大小即可通过标准曲线查待检标本中抗原的实际含量。值得注意的是，所使用的抗体要求亲合力强、特异性好、效价高，且每次测定必须制作相应的标准曲线。

2.双向免疫扩散试验

（1）基本原理：双向免疫扩散试验（double immunodiffusion）是将抗原和抗体溶液分别放在同一凝胶的对应孔中，让抗原抗体两者在凝胶中各自向对方自由扩散，在浓度比例适当处，抗原与抗体相遇即可形成可见的白色沉淀线。根据沉淀线的位置、形状及对比关系，可对抗原或抗体进行定性分析。

（2）技术要点：将加热融化的琼脂倾注成一均匀的凝胶薄层，待琼脂凝固后，在琼脂胶板上打孔，孔径一般为 3 mm，孔间距通常为 3～5 mm，于对应的孔中分别加入抗原或抗体，置于室温或 37 ℃反应 18～24 小时后观察沉淀线判定实验结果。

双向免疫扩散试验的模式颇多，根据不同的实验用途选择不同的模式：在测定未知抗原或抗体、检查其纯度时，可选用两个孔的模式；在分析抗原性质，比较两种待检抗原异同时，应选用三个孔的模式;而在半定量滴定抗血清效价时,通常选梅花样多孔模式,抗原加在中心孔,不同稀释度的抗体加在周边孔。

(3)方法评价:双向免疫扩散试验重复性好、操作简便,不需特别仪器设备,但灵敏度较低,反应时间较长,不能定量,这些缺点在一定程度上限制了它的临床应用。

3.对流免疫电泳

(1)基本原理:对流免疫电泳(counter immunoelectrophoresis,CIEP)是在电场作用下,抗原和抗体在凝胶中定向、加速的双向免疫扩散技术。

在pH8.6的琼脂凝胶中,大部分蛋白质抗原等电点低,带较强的负电荷,且分子量较小,电泳力大于电渗力,在电场中泳向正极;而抗体因其等电点高,带微弱的负电荷,且分子量较大,移动速度慢,因此在电场中的电泳力小于电渗力,在电场中泳向负极。当抗原抗体泳动到两者浓度比例合适时即可形成肉眼可见的沉淀线。若抗原浓度高于抗体,沉淀线靠近抗体孔,抗原浓度越高,沉淀线越接近抗体孔。

(2)技术要点:实验时用pH8.6的巴比妥缓冲液制备琼脂板并在两端打孔,标上正负极,将抗原孔置于靠近负极一侧,抗体孔置于靠近正极一侧。按一定次序加样后置于电泳槽内电泳,电泳后观察结果。

(3)方法评价:对流免疫电泳简便、快速,其敏感性比双向免疫扩散试验高 8～16 倍,可检测的蛋白质浓度可达 2.5～5 mg/L,但分辨率低于双向免疫扩散试验,且对抗原抗体比例要求较高,抗原过量时,往往不出现可见的沉淀线,因此实验时需要采用高效价抗血清,并对抗原样品做不同浓度的稀释。另外此法不适合用于抗原为免疫球蛋白或抗原抗体迁移率接近的检测,因为会导致抗原抗体往同一个方向泳动。

(二)实际应用

1.单向免疫扩散试验 该实验所需设备简单、操作方便,因而曾得到广泛应用,如临床上用于定量测定 IgG、IgA、IgM、补体 C_3、C_4、转铁蛋白、抗胰蛋白酶、糖蛋白和前白蛋白等血浆蛋白,但目前已被灵敏度高、易自动化的免疫浊度等技术所取代。

2.双向免疫扩散试验 双向免疫扩散试验常用于抗抗体的鉴定。

(1)抗血清或抗体效价滴定:固定抗原的浓度,稀释抗体;或同时稀释抗原和抗体,经过自由扩散,形成沉淀线,以出现沉淀线的最高抗体稀释度为该抗体的效价。

(2)抗原和抗体相对浓度和分子量的初步分析:沉淀线位置主要与抗原抗体两者浓度比例有关,浓度大,扩散快,扩散距离远,所以沉淀线靠近浓度低的一方。沉淀线靠近抗原孔,提示抗体含量高;沉淀线靠近抗体孔,提示抗原浓度较高。不出现沉淀线,可能为无相对应的抗体(或抗原)存在或者抗原过量。

抗原或抗体在琼脂内自由扩散的速度还受分子量大小的影响。分子量大扩散慢,扩散圈小,形成的沉淀线弯向分子量大的一方。如二者分子量大致相等,则沉淀线呈直线。抗体多为IgG,分子量约 150 kD,据此可粗略估计未知抗原的分子量大小。

(3)抗原纯度和性质的分析:用混合抗原或抗体鉴定相应抗体或抗原的纯度,如果仅出现一条沉淀线,提示待测抗原或抗体纯;若出现多条沉淀线,则说明抗原或抗体不是单一成分。

两种待检抗原的性质有完全相同、部分相同或完全不同三种情况。根据临近孔沉淀线之间出现的方式如吻合、相切或交叉等现象可对抗原抗体的反应性进行初步分析和判断。

3.对流免疫电泳常用于抗原或抗体的定性分析、效价测定和纯度鉴定等,比双向免疫扩散试验更快速、敏感。

二、免疫固定电泳技术

免疫固定电泳技术将区带电泳与自由免疫扩散结合起来，是将抗原抗体反应的高度特异性与电泳技术的高分辨率及快速、微量等特性相结合的一项免疫化学分析技术，主要包括免疫电泳和免疫固定电泳。

（一）检测原理

1. 免疫电泳　免疫电泳（immunoelectrophoresis，IEP）是将区带电泳与双向免疫扩散相结合的一种免疫化学分析技术。根据沉淀线的数量、形状和位置，可分析、鉴定样品中所含抗原的成分及性质。

制备琼脂凝胶板，凝固后打孔，加入待检抗原标本或正常血清对照，样品孔置阴极端进行区带电泳，根据其所带电荷、分子量和构型不同分成不可见的若干区带。停止电泳后，沿电泳方向挖一与之平行的条形槽（抗体槽），加入相应抗血清，置室温或 37 ℃进行双向免疫扩散，24 小时后观察结果。抗原与抗体双向自由扩散，各种抗原与相应抗体在琼脂中相遇，在二者比例合适处形成肉眼可见的弧形沉淀线。根据沉淀线的数量、形状和位置，与已知抗原或正常血清抗原对比，分析样品中所含的抗原成分及性质。

2. 免疫固定电泳　免疫固定电泳（immunofixation electrophoresis，IFE）由 Alper 和 Johnson 于 1969 年建立。其原理与免疫电泳类似，不同之处是在区带电泳后，将抗血清或浸透抗血清的乙酸纤维素或滤纸条放在区带表面而不是旁侧槽中，使抗体与对应抗原直接发生沉淀反应，使抗原被固定在电泳位置上，对样品中所含成分及其性质进行分析、鉴定。

先将患者血清或血浆在琼脂糖凝胶上或乙酸纤维素薄膜作区带电泳，将蛋白质分离成不同区带。电泳后将抗血清加于蛋白质区带表面，也可将浸泡过相应抗体的乙酸纤维素薄膜或滤纸条贴附于区带上，抗原与相应抗体发生沉淀反应，形成的免疫复合物嵌于固相支持物中。洗去游离的抗原和抗体，染色观测结果。免疫固定后的区带为单一免疫复合物沉淀带，与同时电泳而未经免疫固定的标本比较，可判明该蛋白为何种成分，以对样品中所含成分及其性质进行分析、鉴定。

免疫固定电泳的优势为：分辨率强、敏感度高、操作周期短、结果易分析。其缺点是对抗原抗体反应的浓度比例要求更严，对于浓度较高的抗原如骨髓瘤蛋白分析时应适当稀释。

（二）临床应用

免疫电泳主要用于纯化后抗原或抗体成分的分析，粗略分析其纯度；用于正常及异常体液蛋白的分析、检测和鉴定，如无丙种球蛋白血症、冷球蛋白血症、多发性骨髓瘤、白血病、系统性红斑狼疮、肝病等患者的血清蛋白成分的分析；多发性骨髓瘤患者血清 M 蛋白的检测和鉴定；免疫后不同抗体组分的动态变化研究等。

与免疫电泳相比，免疫固定电泳扩散快速（仅需 1 小时而不是过夜）、分辨率更高。检测单种蛋白的敏感性优于免疫电泳，能鉴别具有近似迁移率的多种蛋白，如各种 M 蛋白、游离轻链、单克隆免疫球蛋白的轻链型别、补体裂解产物及触珠蛋白的遗传型、冷球蛋白以及脑脊液、尿液或其他体液中微量蛋白的检测与鉴定等。临床上最常用于 M 蛋白的鉴定和分型，已成为临床实验室的常规检测技术。

参考文献

[1]金耀建.分子生物学检验技术[M]北京:中国医药科技出版社,2019.

[2]张红东,刘强,汪涛.血清LAP等8项生化指标在肝病诊断中的临床价值[J].甘肃科技,2019(15):124-126+108.

[3]张丽娜.现代临床检验医学[M]长春:吉林科学技术出版社,2019.

[4]林占洲,卢雪兰,刘娟,严景全,王春玲.肝穿刺活组织病理检查在非病毒性疑难肝病诊断及治疗中的价值分析[J].齐齐哈尔医学院学报,2019(03):300-302.

[5]吴丛山,刘惠杰,邵平,何浩明.现代临床免疫学检验[M]合肥:安徽大学出版社,2018.

[6]李金文.现代检验医学技术[M]长春:吉林科学技术出版社,2019.

[7]贺乐奇,沈芳,李鹏,胡娟,葛亚娟,申春梅.氨基甲酰血红蛋白对3种糖化血红蛋白检测方法干扰研究[J].国际检验医学杂志,2018(15):1899-1901.

[8]徐燕.现代临床检验医学[M]北京:科学技术文献出版社,2018.

[9]黄宪章,徐建华,熊玉娟.临床分子生物学检验技术要求[M]北京:人民卫生出版社,2019.

[10]汪浩,邹文静.BIO-RAD VARIANT II糖化血红蛋白仪和arkrayHA-8160糖化血红蛋白仪对糖化蛋白A1c检测结果的分析[J].医疗装备,2015.

[11]仲其军,江兴林,范颖.生物化学检验 新版[M]武汉:华中科技大学出版社,2017.

[12]佟威威.临床医学检验概论[M]长春:吉林科学技术出版社,2019.

[13]李晶晶,黄晶.对泌尿系统感染患者进行尿液微生物检验和药敏试验结果的分析[J].当代医药论丛,2019(03):173-174.

[14]王学锋,管洪在.临床血液学检验[M]北京:中国医药科技出版社,2019.

[15]谭红军.生物化学检验技术[M]北京:科学出版社,2019.

[16]崔洁.凝血酶原时间与血小板检验方式对诊断肝硬化疾病的临床价值研究[J].医学信息,2018(04):150-151.

[17]胡文辉.实用临床检验学[M]昆明:云南科技出版社,2018.

[18]吕杰,张涛.微生物学实验指导[M]合肥:中国科学技术大学出版社,2018.

[19]关尚,徐涛,翁杏华,李磊邦,陈玉莲.肺部曲霉菌感染的微生物检验与临床诊治分析[J].吉林医学,2019(05):971-972.

[20]朱磊.现代检验与临床[M]天津:天津科学技术出版社,2018.

[21]魏国奇.肾性贫血患者血液红细胞和网织红细胞参数的临床价值[J].中国医药指南,2020(28):89-90.

[22]伦永志.现代医学检验进展[M]厦门:厦门大学出版社,2018.

[23]赵东.临床免疫学检验技术与操作[M]天津:天津科学技术出版社,2018.

[24]代建风,李丽.血清胱抑素C及凝血功能检验在急性脑梗死患者中的临床应用效果观察[J].当代医学,2019(24):160-161.

[25]徐莉.临床微生物学检验技术[M]天津:天津科学技术出版社,2018.